歯科治療の新常識

あなたにとって最良の歯科治療を受けるために

小西歯科医院院長
小西 昭彦

阿部出版

はじめに　患者と歯科医の勘違い

歯科の世界では、ぴったり合った適合のよい修復物を入れることが名医の条件です。歯科医の勉強会では「うちの診療室ではだいたい45ミクロンが平均値」、「私は40ミクロンを目指しています」などと真剣に討議しています。

適合の悪い修復物は不良補綴物《ほてつぶつ》と呼ばれます。適合が悪いだけなく、噛み合わせが不安定なものや見た目がよくない修復物も不良補綴物に分類されます。では、不良補綴物はどのような基準で不良と判定されるのでしょうか。適合が悪い場合、○○ミクロン以上の隙間は不良で、○×ミクロン以下は良好とする判定基準があるのでしょうか。実はそうではありません。不良補綴物か否かの判断はかなり曖昧で、これといった判定基準があるわけではないのです。

基準がないとすれば、何をもって不良と判断するのでしょうか。歯や口の健康を害するから不良という冠がついているのでしょうか。しかし、そうでもなさそうです。例えば、大多数の歯科医が不適合と判断した修復物があったとします。その修復物は適合のよいものに比べてむし歯になりやすいのでしょうか。持ちが悪いのでしょうか。同じように多くの歯科医が噛み合わせの不具合を指摘する修復物があったとき、その修復物をやり替えれば噛み合わせは改善されるのでしょうか。臨床的には、話はそれほど簡単ではありません。不良補綴物は機械の不良品と違って、部品交換を行えば健康を取り戻せるというものではないからです。

私は長い間、歯科医をやっていますが、不良補綴物を除去しなくてもそれほど問題が起きないことや、不良補綴物をやり替えても望むような結果が得られないことをたくさん経験してきました。明らかに不良補綴物と思われる修復物でも、患者さんにほとんど害を与えず機能しているものがたくさんあります。生体が時間をかけてその「不良」を受け入れてくれたからです。歯科医の勧めにしたがって、不良補綴物を外してセラミックを入れたのに数年もしないうちに歯が割れてしまうことがあります。生体が「元不良」を受け入れてせっかく馴染んでいたのに、「新たな不良」の出現に戸惑って破綻してしまったということになるのでしょう。歯科医からみれば、外した「元不良補綴物」はかなり古くなってボロボロで適合も悪いので、新しくて丈夫そうにみえる「新品」に変えた方がよいと判断した訳ですが、実際にはその新参者が極悪不良で生体は受け入れられなかったということになるわけです。

不良補綴物だけではなく実際の歯科臨床では、このような歯科医の見立て違いや勘違いが随所で起こっています。歯科医がよかれと思ってやったことがあまり好ましくない結果であったり、患者さんが希望していないのに、口の中で大工事が行われて、それがトラブルになってしまったりということがいたる所で起こっているのです。

患者さんは自分の口を健康にしたい一心で情報を集めてその歯科医院にたどり着いたのに、

望むような結果を得られないわけです。もちろん、歯科医も自分のベストを尽くして一生懸命頑張っています。決して患者さんを丸め込んで一儲けしようなどとたくらんでいるわけではありません。しかし、結果的には暴走気味の歯科医療や、患者さんが望まない歯科治療が行われてしまっています。なぜ、そのようなことになってしまうのでしょうか。どうして、患者さんと歯科医の間に齟齬《そご》が生まれてしまうのでしょうか。

それは患者さんも歯科医師も古い常識に囚われているからではないかと私は考えています。古い常識というのは「歯科治療のゴールは歯を削ったり抜いたりしてクラウンやインプラントを入れること」という考え方と、「信頼できる腕のよい歯医者を見つけて、その先生にすべてを任せておけば大丈夫」という思い込みです。クラウンやインプラントの修復を歯科治療の目的にしてしまうと、削らなくてもよい歯が削られ、抜かなくてもよい歯まで抜かれてしまいます。治療を歯科医に任せっきりにしていると、口の中は望んでもいないクラウンやインプラントだらけになってしまいます。このような歯科治療を回避するには「歯を簡単に削らない、どのような歯でも抜歯しない」という歯科治療の新しい常識が必要になります。

本書では歯科治療の新常識に基づいて行っている私たちの「歯を抜かない歯科治療」を中心に、皆さんが納得して歯科治療を受けるために知っておいてほしい知識や歯科医療の現状について取り上げていきます。

目次

第2章　歯科医原病を知る

歯科医原病とは

第4章　抜かない歯科治療 …… 125

第5章　抜かない歯科治療が目指すこと

第1章　咬合性外傷と現代歯科医療

現代的疾患　咬合性外傷《こうごうせいがいしょう》

咬合性外傷って何ですか？

「最初に咬合性外傷を取り上げます」と言うと、「何ですかそれ？」という声が聞こえてきそうです。歯科についての本であれば、誰でも知っているむし歯や歯周病の話から始めるのが筋でしょう、と言われてしまうかもしれません。しかし、この本では現在の日本の歯科臨床の現場で起こっている問題、患者さんと歯科医の間のすれ違いについて考えてみたいと思っています。そのことを考える切り口としてあまりなじみのない疾患ですが、咬合性外傷を取り上げることにしました。咬合性外傷は外傷性咬合によって引き起こされる極めて現代的な疾患だからです。

歯と歯を噛み合わせることを「咬合」といいます。その咬合が歯や歯周組織に異常な力をもたらすことを外傷性咬合といいます。外傷性咬合は、歯の動揺や痛み、歯にヒビが入る、割れる、すり減って咬耗《こうもう》ができるなど、さまざまな臨床症状をもたらします（16頁図）。

外傷性咬合は、ときにむし歯と区別がつかない激痛をもたらすことがあります。外傷性咬合を理解していない歯科医は対応に困って神経を取ってしまいます。神経を取る必要もない歯の神経を取り除いてしまうのは、医療過誤といっても差し支えありません。しかしそのような事実に、患者さんどころか歯科医自身も気がついていないのも外傷性咬合により起こるトラブルの特徴なのです。歯周病の組織破壊と外傷性咬合は関連すると考えられています。しかし、これは臨床歯科医がそう考えているだけで、歯周病学的にはっきりとした根拠が示されているわけではありません。歯周病の予防として咬合治療を勧める歯科医がいますが、その治療に科学的根拠ははっきりしていないということになります。

矯正や全顎補綴が外傷性咬合の遠因となり、急激な組織破壊をもたらすことがあります。しかし、その発症までにはタイムラグがあるので、矯正や全顎補綴を行った歯科医は、自分たちが行った治療が外傷性咬合の元凶になっていることにまったく気づいていません。

歯の咬耗や歯が割れてしまう破折《はせつ》も外傷性咬合によって起こるものです。歯科医は削れた部分の修復や割れた歯の抜歯などは熱心に行いますが、外傷性咬合の原因を考え、それにアプローチすることはまったくといってよいほど行っていません。これでは、居間から火の手が上がって家が燃え上がっているのに、玄関のドアのペンキ塗りをしているようなもので、家はやがて燃え尽きてしまいます。外傷性咬合は歯周病と合併したり、補綴治療の過程で出現したり、口腔外科的な対応が必要になったりするので、総合的な診断能力が必要になります。しかし、市井で行われている歯科臨床では、外傷性咬合を軽く見てペンキ塗りをしていることが多くなっているのです。

外傷性咬合によるトラブル

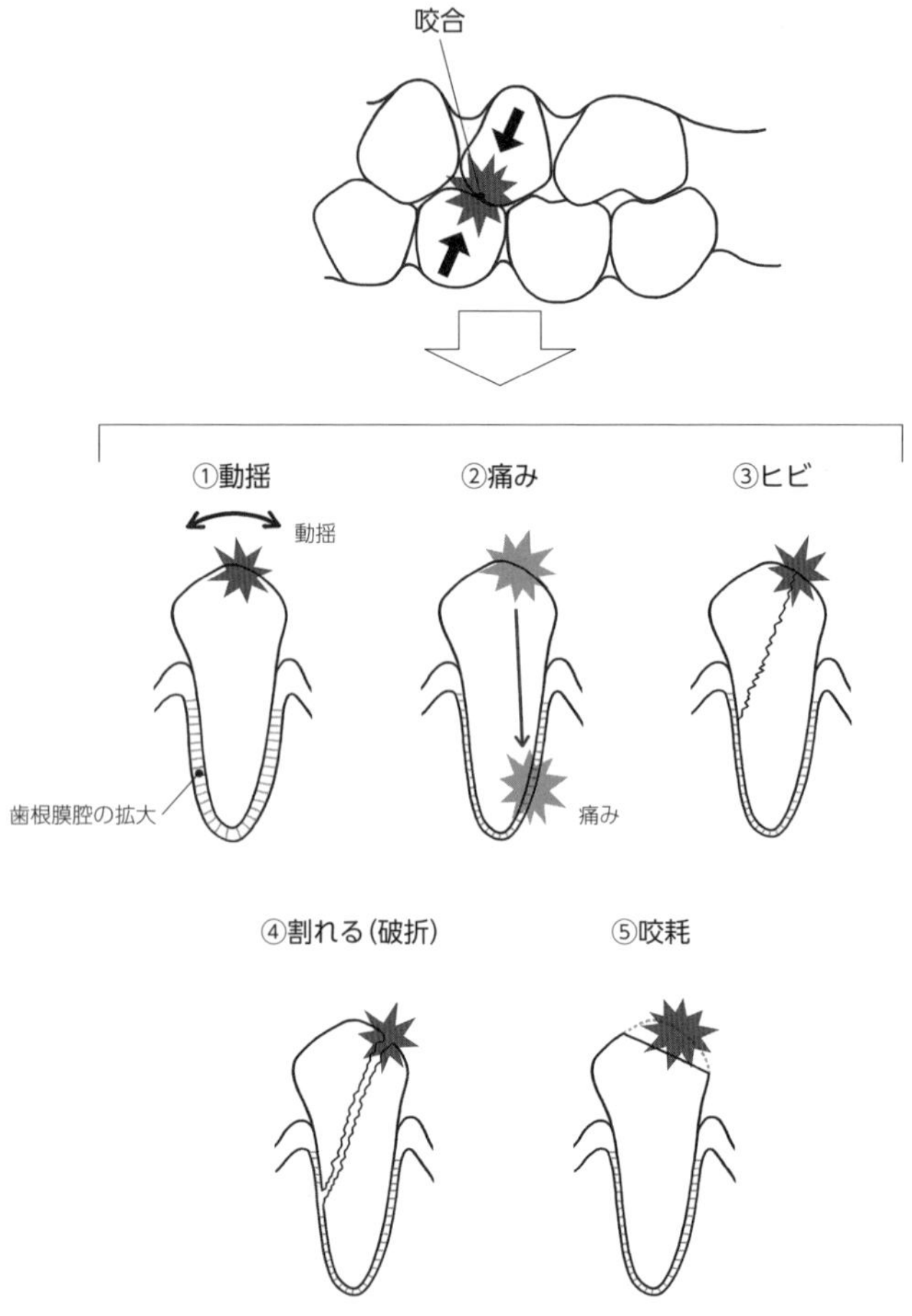

外傷性咬合では①歯の動揺②痛み③ヒビ④破折⑤咬耗などの症状がみられる。

咬合性外傷を知らない歯科医

私が咬合性外傷に注目し出したのは比較的最近のことです。以前から咬合性外傷のことは知っていましたし、歯の動揺や痛みが出れば、咬合調整をしたり、マウスピースタイプの装置を装着したりしてそれなりの対応をしてきたつもりです。しかし、あるころから外傷性咬合は、歯の動揺や疼痛という単独の問題だけではなく、他の歯科疾患や歯科治療と合併していろいろな問題をもたらしているということに気がつくようになりました。それとともに世の中には咬合性外傷を理解していない歯科医がいることも分かってきました。

36歳のあごひげを綺麗に整えた男性が来院しました。他の歯科医院で「歯を抜かなければいけない」と言われて意気消沈しています。右下の一番奥が問題の歯です。しかし、いくら診てもむし歯も歯周病も見当たりません。歯の動揺が少しあるのでエックス線写真を撮影してみると、歯根を取り囲んでいる歯根膜の幅が広がっていました（20頁図）。

「痛みはどうですか？」

「噛むと痛みますし、何もしなくても痛むときがあります」

「ご自身が困っていることは何ですか？」

「何となく奥歯に違和感があるので触ってみたところ、歯がグラグラしていて、あわてて歯医者に行ったのです。そうしたら、いきなり抜かなくてはいけないと言われて……」

「なるほど。診たところ、奥の歯に力がかかりすぎて、歯が揺れてきてしまったようです。少し噛み合わせを調整して、様子をみれば、症状は治っていくと思います」

「それじゃあ、抜かなくよいのですね」

「もちろんです」

2週間後、実に爽やかな顔をしてあごひげさんがやってきました。

「いかがですか?」

「いやぁ、快適ですよ! 揺れはすっかり止まりました。噛んでも痛くありません」

「そうですか、それはよかった」

「それにしても、前の歯医者さんは、何でこの歯を抜くと言ったのでしょうか?」


咬合性外傷は歯周疾患の一つとして考えられています（*1）。しかし、一般に歯周病と呼ばれているプラークに関連する歯周疾患（以下歯周病と表記します）とはまったく別物の疾患です。歯周病は口の中の細菌に関連して引き起こされますが、咬合性外傷は細菌とはまったく関係ありません。

咬合性外傷についての記載があるのは歯周病学の教科書ですが、歯周病学の教科書では、歯周病に関する内容がほとんどで、咬合性外傷はほんのおまけ程度の記述しかありません。

しかも、咬合性外傷のとらえ方は歯周病学者によってそれぞれ異なっています。プラーク関連性歯周疾患の組織破壊との関連において説明している教科書（＊2）（＊3）が多いのですが、咬合調整の中で咬合性外傷を論じている教科書（＊4）もあります。中には咬合性外傷に関してほとんど触れていない本（＊5）もあります。このことからも、歯周病学ではあまり注目されていない疾患であるということが分かります。

したがって、一般開業医の咬合性外傷に関する知識には大きな隔たりがあり、中には咬合性外傷を知らない歯科医もいます。あごひげさんの担当歯科医もそのような一人だったのではないかと思います。咬合性外傷の知識がないので、対処に困って抜歯に逃げ込もうとしたのではないかと私は睨んでいます。もちろん真偽のほどは定かではありませんが。

＊1　アメリカ歯周病学会編、石川烈監訳『ＡＡＰ歯周疾患の最新分類』クインテッセンス出版、２００１年
＊2　Ramford,S.Ash,M.、小林義典ほか訳『ランフォード＆アッシュ歯周病の基礎と臨床』医歯薬出版、１９８４年、１６５頁
＊3　Schluger,S.、青野正男監訳『シュルーガー最新歯周病治療学』医歯薬出版、１９８１年、１０７頁
＊4　楠正夫ほか『新編歯周治療学』書林、１９７７年、３５５頁
＊5　Grant,D.e et al.、松江一郎訳『オルバンの最新歯周治療学』技報堂、１９７５年

治療開始時

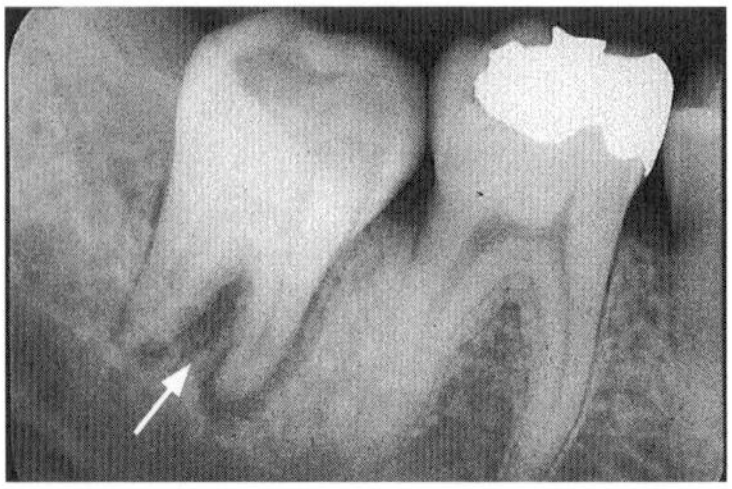

①右下の第二大臼歯の根の周りが黒っぽくなっている。これが歯根膜腔の拡大。歯にかかる力から逃れようとして、歯を支えている歯根膜が弛緩することにより起こると考えられる。

4カ月後

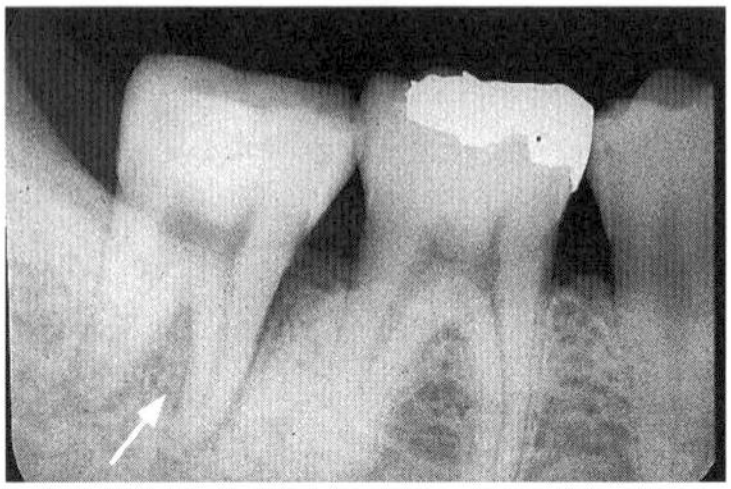

②歯にかかる負担を軽減すれば、根の周りの黒さもだいぶん軽減してくる。歯の動揺は完全に治まっている。

咬合性外傷と動揺

咬合性外傷には一次性のものと二次性のものがあります（22頁図）。歯周炎が進行して歯槽骨が吸収してしまうと、それほど強い力がかからなくても咬合性外傷を発症してしまいます。これが二次性の咬合性外傷です。歯周炎に限らず歯周支持組織量が減少してしまうと、今までと同じような力が歯にかかっても二次性の咬合性外傷を発症しやすくなってしまいます。

歯の動揺は、咬合性外傷によって歯根膜をはじめとした歯周組織が弛緩するために生じます。これは歯が過剰な力によって折れたり、抜け落ちたりしないようにするための生体の適応反応と考えることもできます。

歯の動揺を起こしたときは、まずその歯にかかっている力のコントロールが必要になります。一番簡単な力のコントロールは、強く当たっている部分を削ってしまうことです。しかし、削除された歯は元に戻すことはできないので歯の切削は慎重に行わなくてはいけません。削る以外には歯にカバーをかぶせて、その歯に力が及ばないようにしてしまうスプリントやナイトガードと呼ばれるマウスピースタイプのものを装着する方法もあります。力は歯ぎしりや噛み締めが大きく関連するので、患者さん自身による悪習癖の改善も効果的な力のコントロールになります。

一次性咬合性外傷と二次性咬合性外傷

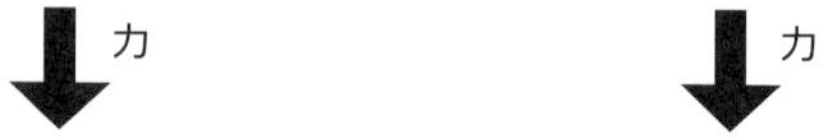

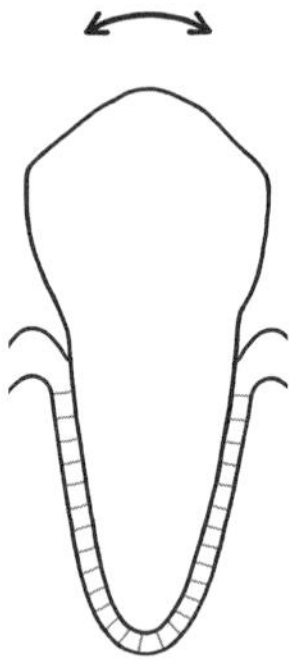

一次性咬合性外傷

歯周支持組織量が健全である歯に起こる。
歯ぎしりや噛み締めなどの悪習癖による「強い力」が原因となることが多い。

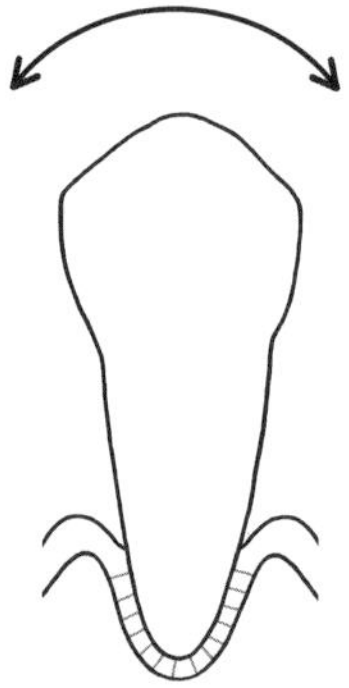

二次性咬合性外傷

歯周支持組織量が減少している歯に起こる。

歯の支えが減弱した歯では「通常程度の噛む力」であっても咬合性外傷が引き起こされてしまう。

咬合性外傷と動揺

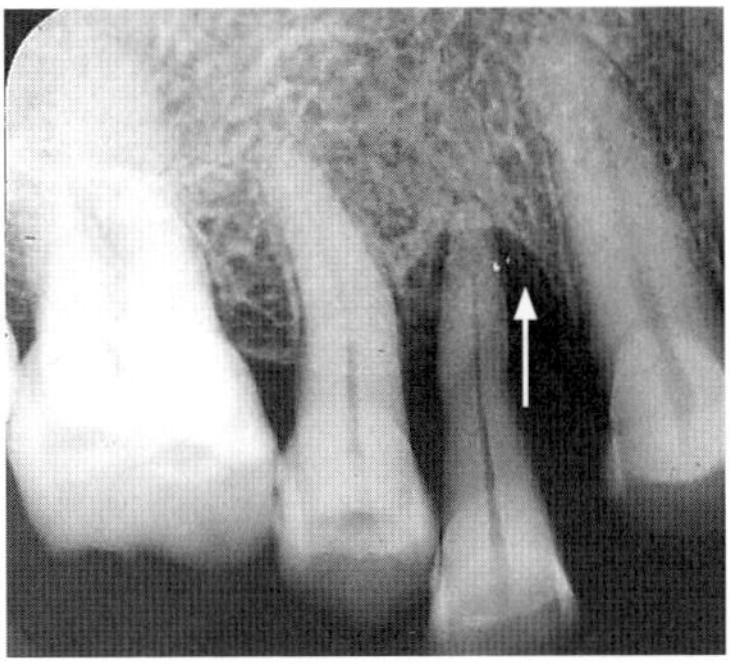

①歯周病による骨吸収のため（⇦）、大きく動揺している。力の負担を取り除くため、根管治療を行い、歯冠形態の修正を行った。

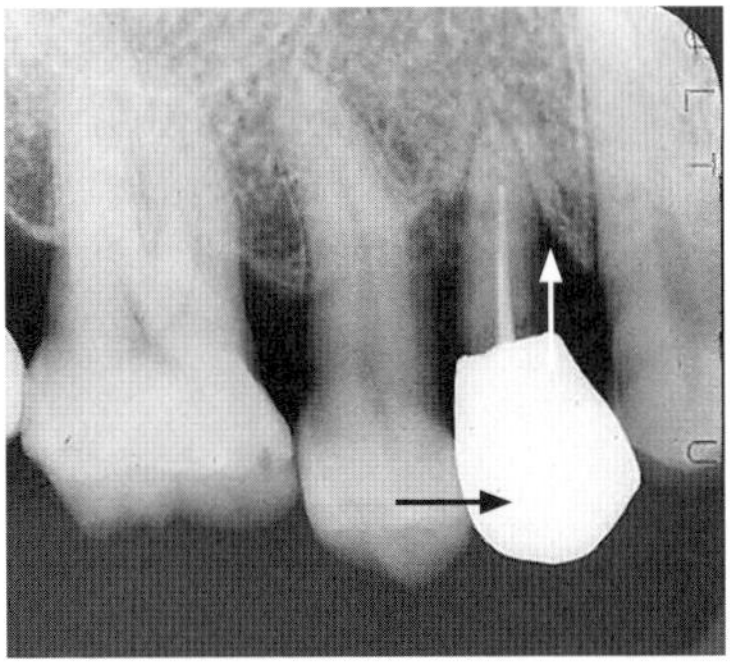

②クラウン（⬅）をかぶせて、適切な咬合を与えたことにより、歯周支持組織に改善がみられる（⇦）。

咬合性外傷と痛み

20年以上の付き合いのある患者さんが、激しい痛みを訴えて来院しました。左下の大臼歯部にセラミックのクラウンがかぶっているのですが、そのセラミックの歯が一昨日から痛みはじめ、昨晩は痛くて目が覚めてしまったというのです。

当該の歯を含めて口全体を丁寧に診ても、むし歯も歯周病もまったく見当たりません。エックス線写真でも左下の歯にさしたる異常を認めません（27頁図）。痛みの原因として可能性が高いのは、咬合性外傷か歯が割れてしまう破折です。三叉神経痛などの非歯原性歯痛も考えられなくはありませんが、患者さんの訴える症状から、まず咬合性外傷への対応が最優先であると考えました。

では、咬合性外傷に対する治療として私はどのような治療を行ったでしょうか。実は歯科的介入は何もしませんでした。以前であれば歯を削る咬合調整をして、歯の負担を軽減することをしていたのですが、最近ではどうしても必要だと判断したとき以外、歯を削ることさえ控えるようにしています。

痛みの原因が咬合性外傷である場合、歯に負担をかけなければその痛みは1週間程度で自然に治ってしまいます。したがって多少痛みが激しくても、何もせず様子をみることを患者さんに勧めています。この患者さんにもそのことを話して納得してもらいました。1週間後、痛みは嘘のように引いていました。

若いころは、咬合性外傷がこれほど激しい痛みを引き起こすことを知りませんでした。患者さんが激痛を訴えていると、そこに深いむし歯や歯髄炎の徴候が見つからなくても、神経を取ってしまうことがありました。神経さえ取ってしまえば、大抵の痛みは治まってしまうからです。痛みが治まれば患者さんは喜んでくれます。主訴の解決ができたわけですから、歯科医としての責務は果たせたと私自身も自己満足していました。

あごひげさんの担当医であったら、歯を抜いてしまったかもしれません。抜いてしまえば非歯原性歯痛などの特殊な場合を除いて、その歯が痛むことはまずなくなるので、痛みに対する処置は終了です。

神経を取った後はクラウンをかぶせる、抜いた後はブリッジやインプラントを入れる、という歯科医本来？の仕事が待っています。ブリッジやインプラントは一装置当たりの単価が高いので、歯科医院の売り上げに貢献します。つまり、神経を取る、歯を抜くということは、歯科医院の経営のためにはメリットのある行為なわけです。ところが、それらの治療は患者さんにとってはあまり有難くない行為です。なぜなら神経を取れば、歯に栄養が供給されなくなって、歯は弱ってしまいますし、１本の抜歯は口の崩壊の第一歩と考えられるからです。

その痛みが咬合性外傷だけによるものだったのであれば、取る必要のない神経を取ってしまったことになります。処置の必要のない健康な神経を除去してしまうのは医療過誤です。もちろん抜歯も同様です。歯科医の診断ミスで患者さんの健康を害してしまったということになるわけです。しかし、この医療過誤は患者さんも歯科医もまったく気づいておらず、双方とも痛みが止まったという治療結果に満足してしまっていることに問題の根深さがあります。

取る必要もない神経を取ってしまった過去の私は、患者さんには誠に申し訳ないことをしてしまったわけですが、現代の歯科医の中にも若かった私のように無知な歯科医がたくさんいるはずです。痛んでいるからといって簡単に神経を取ってしまうのは考えものです。私たちは神経を取るということにもう少し慎重にならなければいけません。いわんや抜歯においては十二分な注意が必要です。

咬合性外傷と痛み

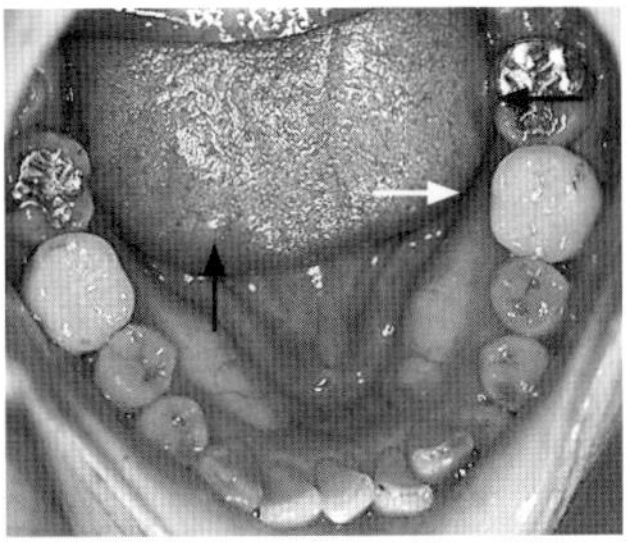

下顎咬合面、下の第一大臼歯にセラミッククラウンがかぶっている（⇦）。舌に圧痕が認められる（⬅）ので、噛み締めや歯ぎしりの習癖があることが疑われる。

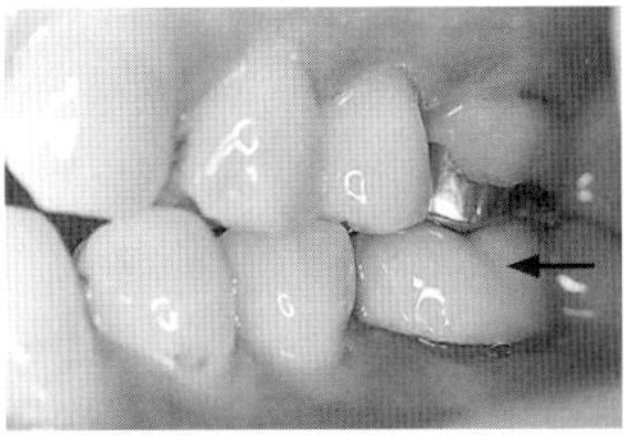

左側方面観、第一大臼歯（⬅）はしっかり噛み合っていることが分かる。

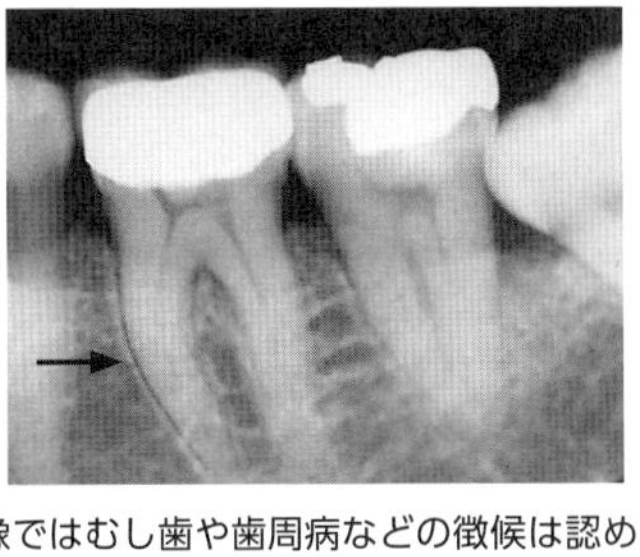

エックス線像ではむし歯や歯周病などの徴候は認められない。前側の根の歯根膜腔が黒くはっきりしているのが確認できる（⬅）。

歯が痛むとき（むし歯、上行性歯髄炎、破折）

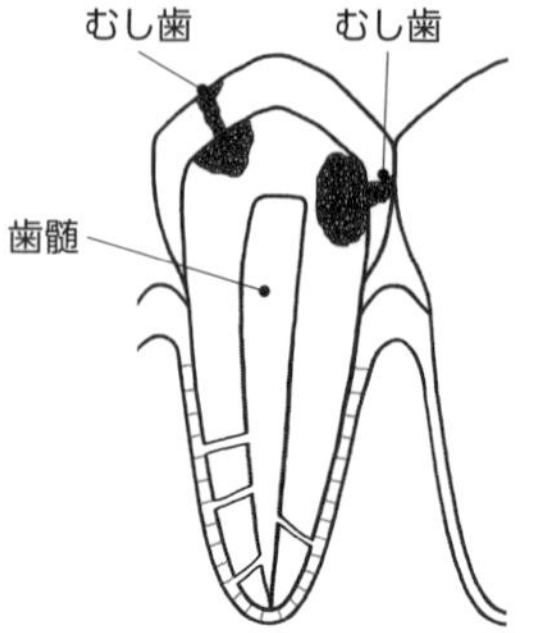

①むし歯
歯が黒くなっている。穴があいている。歯と歯が接している部分にむし歯ができているときは、エックス線写真でないと見つけられない。

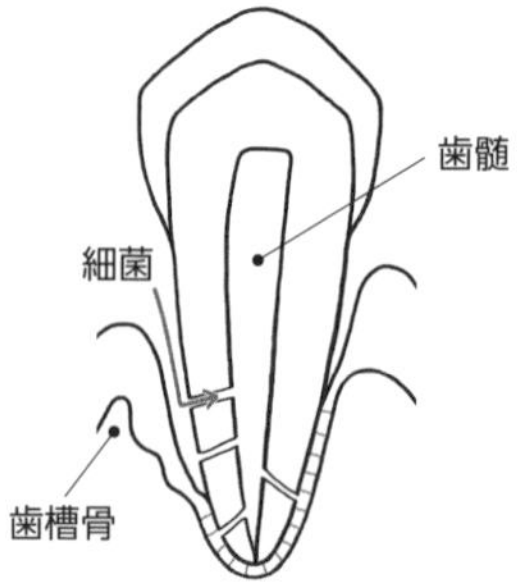

②上行性歯髄炎
歯の実質欠損は見当たらない。歯槽骨の吸収が進んでいる。枝分かれした神経の管（側枝）を通って細菌が侵入する。

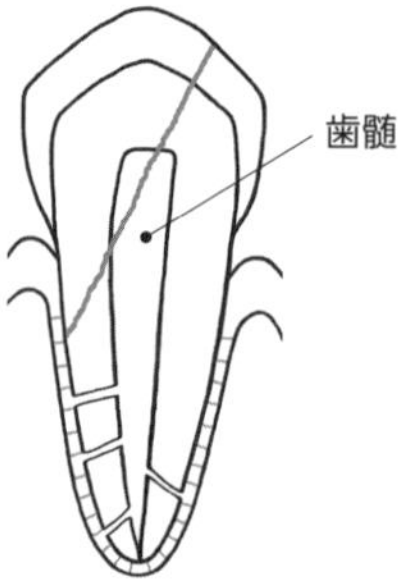

③破折
視診でもエックス線診でも歯が割れていることを確認するのは難しい。

「噛み合わせが悪いから治療しましょう」は要注意

　現在の歯周病学では、健康な歯周組織の歯に加えられた力は付着の喪失や歯周ポケット形成を起こさないことが明らかになっています（＊６）。31頁の図を見てください。専門用語がたくさん書いてあるので分かりにくいのですが、この図が歯周病の発症に力が関係しないことを表しています。プラークに関連する組織破壊性の歯周病である歯周炎は接合上皮性付着が破壊されることで始まります。この破壊は付着上皮と歯面がはがれるのではなく付着上皮内の上皮細胞が好中球などにより傷つけられることによって形成されることが報告されています（＊７）。この破壊に関しては不明な点が多いのですが、生体を防御する好中球などの免疫細胞が関係していると考えられるわけです。この歯周病の発症進行には力の要素は一切かかわっていません。

　咬合性外傷が引き起こす歯周組織破壊は硬組織と硬組織に囲まれた部分、歯と歯槽骨に挟まれた部分なので、片側に歯だけしか存在しない接合上皮性付着や結合組織付着は力によって影響を受けることはありません。

　つまり、咬合性外傷が歯周炎を発症させることはないわけです（＊８）。

　したがって、歯周病予防や治療のために矯正や全顎補綴を含めて咬合（噛み合わせ）を改変するのは、歯周病学的には意味のない行為ということになります。かえって過剰介入となってしまう恐れがあるので十分注意したいと思います。

世の中には歯周病を予防するために、あるいは歯周病をこれ以上悪くしないためにといって咬合治療や矯正治療、全顎補綴を勧める歯科医がたくさんいます。それらの歯科医は学問的にまったく根拠のない治療を勧めているということになります。歯科治療において、大幅な咬合の改変を勧められたとき、自分がその処置内容と費用に十分納得できるのでなければその治療は受けるべきではありません。

科学的根拠に乏しい咬合の改造は、私からすれば、電話をかけて「オレオレ」と言っている連中とあまり変わりがないように思うのですが、それは言いすぎでしょうか。

＊6 J. Lindhe、岡本浩監訳『Lindhe 臨床歯周病学とインプラント』クインテッセンス出版、２００５年

＊7 二階宏昌（下野正基、飯島国好編）『治癒の病理―歯周組織破壊のメカニズム』医歯薬出版、東京、１９８８年、38－54頁

＊8 アメリカ歯周病学会編『ＡＡＰ歯周治療法のコンセンサス１９９６』クインテッセンス出版、１９９９年、62頁

咬合性外傷は接合上皮性付着の破壊を起こさない

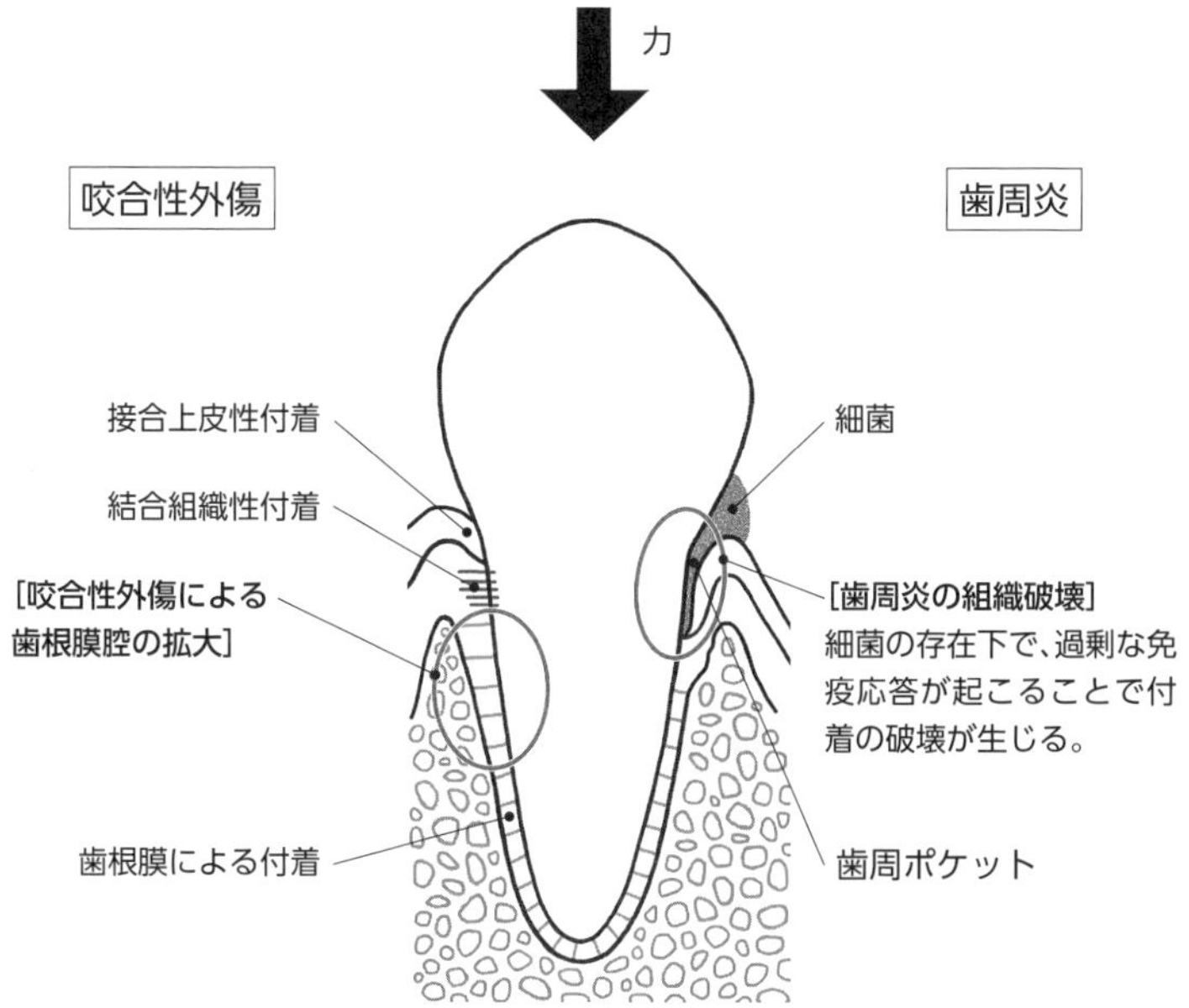

過剰な力が働いても、付着（接合上皮性付着、結合組織性付着）は破壊されない。力の影響を受けるのは歯と骨に挟まれた歯根膜。

過大な力は歯周炎を悪化させるのか？

咬合性外傷単独では付着の喪失を招いたり、歯周ポケットができたりすることはありません。したがって、歯周病の発症と進行予防のために噛み合わせを変える治療、具体的には咬合治療や矯正治療、全顎補綴をすることはまったく意味がないわけです。では、歯周炎が進行している歯の力のコントロールは意味があるのでしょうか。逆に言えば、歯周炎の歯に咬合性外傷が合併すると、さらなる歯周組織破壊を助長するのでしょうか。

歯周炎の歯に加わる力は歯周組織破壊に関与すると、しないという両方の意見があります。グリックマンは解剖学的な観察の結果、プラークに関係する歯周病の場合、歯槽骨は水平に吸収する一方、咬合性外傷の場合は垂直的な骨吸収が起こる、という考えを提出しました（＊9）。同じ解剖学的な研究でもプラークの付着と歯槽骨の厚みによって水平吸収か垂直吸収かの違いが出てくるので、力は関係しないと主張する歯周病学者もいます（＊10）。

動物実験でも異なる結論が報告されています。ポールソンらは実験的に歯周炎を発症させたリスザルの歯に過大な力を加えても歯周組織破壊を起こさないと発表しました（＊11）。それに対してリンデらはビーグル犬を使った実験で、過大な力を加えると歯周組織破壊が助長される可能性があると示唆しました（＊12）。しかし、リンデの実験でも組織破壊を起こしたのは8頭のビーグル犬のうち6頭で、必ずしも力が組織破壊を助長するという報告ではありませんでした。リンデは力による歯周組織破壊の有無に骨縁下ポケットの存在が関わると考えていました。咬合性外傷は両側を硬組織に挟まれた歯根膜に引き起こされるので、ポケット底が歯槽骨頂より深い部分に位置する骨縁下ポケットの歯で組織破壊が起こるのではないかと考えたわけです。したがって、骨縁下ポケットがなければ、いかなる状態でも力は組織破壊に関与しないと明言しています（35頁図）。

解剖学的研究も動物実験も、１９６０年代から80年代に行われたものです。その後、歯周炎と力に関する研究には進展がなく、リンデの教科書でも１９８２年の初版から２０１５年の第6版までその記述にほとんど変わりはありません。現在でも歯周病の組織破壊に咬合性外傷が関係するのか否かの結論は出ていないというわけです。しかし、歯周炎の歯に過剰な力がかかると、急激な組織破壊が起こることを臨床歯科医は嫌というほど日常臨床で経験しています。したがって、咬合性外傷が歯周病の増悪因子になっている可能性は高い、と多くの歯科医が考えています。

咬合性外傷の診断は動揺やエックス線所見で判断します。生理的な動揺以上の揺れがある場合やエックス線で歯根膜腔の拡大、骨吸収らしき像が認められる歯については咬合性外傷を疑います。しかし、動揺や骨吸収は歯周炎だけで起こっている場合もあり、咬合性外傷によるものか、歯周炎によるものかの判別はとても難しくなります。したがって、歯周病治療と称して安易に咬合を改変することは厳に慎まなくてはいけません。

ましてや歯周炎に対する治療をしないで咬合を改変するために大掛かりな補綴治療や、インプラントを埋入することは論外です。これらの治療は何でもなかった歯に甚大な歯周組織破壊をもたらす危険性があるので十分注意してください。この歯とこの歯は抜いてブリッジを入れましょう、あるいはインプラントを入れましょう、という歯科医の提案は十分すぎるほど慎重に検討するべきだと思います。

＊9　Glickman,I.：Occlusion and the periodontium.J Dent Res. 1967 Jan-Feb;46(1):53-9.
＊10　Waerhaug,J.：The infrabony pocket and its relationship to trauma from occlusion and subgingival plaque. J Periodontol. 1979 Jul;50(7):355-65.
＊11　Polson,AM. et al.: Effect of periodontal trauma upon intrabony pockets. J Periodontol. 1983 Oct;54(10):586-91.
＊12　Lindhe,J. et al.: The effect of elimination of jiggling forces on periodontally exposed teeth in the dog. J Periodontol. 1982 Sep;53(9):562-7.

リンデとポールソンの動物実験

西暦(年)	組織破壊を進行させる	組織破壊を進行させない
1974	リンデ、スヴァンバーグ	
1975		マイトナー
1976		ポールソン、マイトナー、ツァンダー
1982	リンデ、エリクソン	
1983		ポールソン、ツァンダー

力に対する歯周病学の考え方

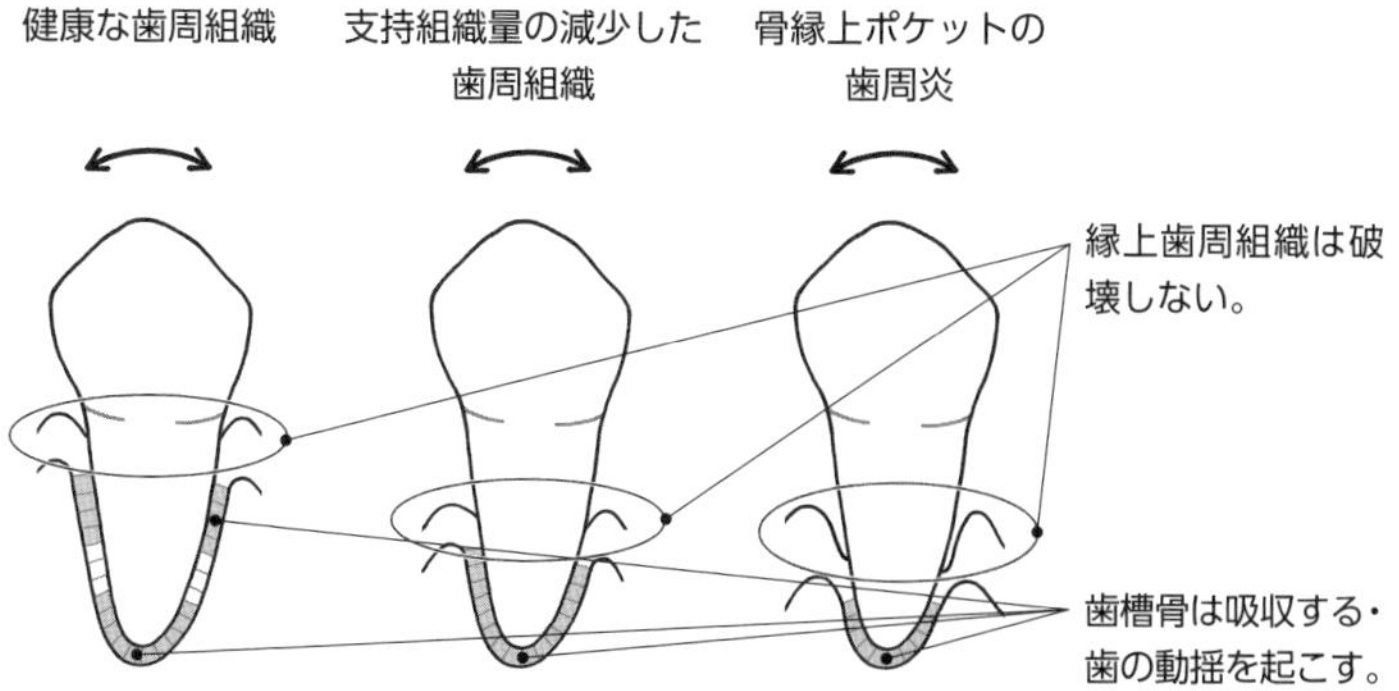
健康な歯周組織
支持組織量の減少した
歯周組織
骨縁上ポケットの
歯周炎
縁上歯周組織は破
壊しない。
歯槽骨は吸収する・
歯の動揺を起こす。

力は歯周病を発症させたり、進行させたりしない。
咬合治療は歯周炎の進行を抑制したり、治療の助けにはならない。

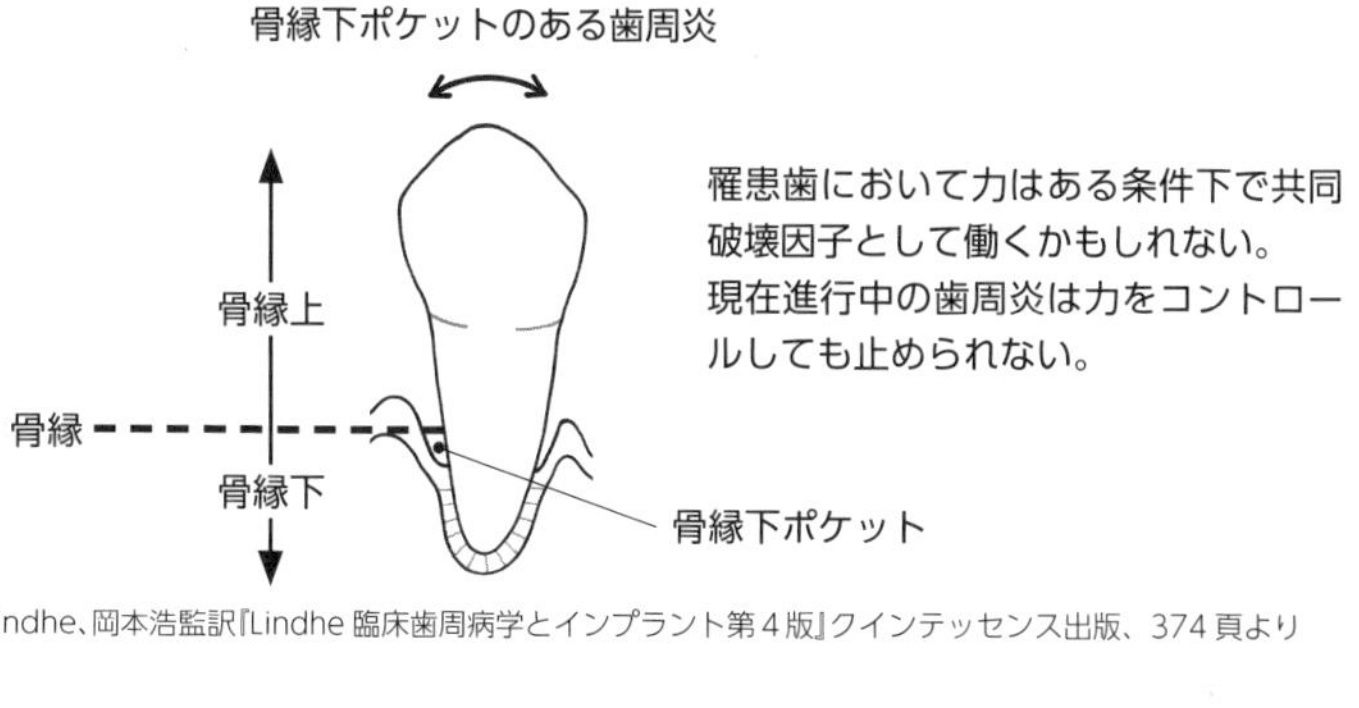
骨縁下ポケットのある歯周炎
骨縁上
骨縁
骨縁下
骨縁下ポケット
罹患歯において力はある条件下で共同
破壊因子として働くかもしれない。
現在進行中の歯周炎は力をコントロー
ルしても止められない。

J.Lindhe、岡本浩監訳『Lindhe 臨床歯周病学とインプラント第４版』クインテッセンス出版、374 頁より

変貌を遂げる現代歯科医療

様変わりを見せる重度歯周炎

私が歯科大学を卒業したのは今から40年前ですが、そのころ巷の臨床家の間では歯周外科手術のブームが起こっていました。

私が勤めた歯科医院の院長は勉強熱心な人で、毎日のように歯周外科手術に取り組んでいました。当時は手術が必要な重度歯周病の患者さんが溢れかえっていたのです。

そのころに比べ、現在は重度歯周病の症状を主訴に来院する人がめっきり少なくなってしまいました。私の診療室に来院する患者さんだけなのかもしれませんが、以前のように歯周ポケットから膿が出て、今にも抜けてしまいそうな歯が何本もあるという典型的な重度歯周炎の症状を持った患者さんは、ほとんどいなくなってしまったのです。

歯周炎が重度に悪化しているといっても、1本か2本、多くても数本という人がほとんどで、「抜かない歯科治療」を標榜している私が、「これは困った、どうしたらよいのだろうか、いっそ抜いしまった方が……」というようなお手上げ状態の人はいなくなってしまったのです。

それに代わって増加しているのが、過去の歯科治療に端を発する歯周病です。以前に歯科矯正を行って歯槽骨に極端なダメージを受けていたとか、全顎補綴を行ったために過剰な負担が歯にかかってしまい進行してしまったというような重度歯周炎です。このような重度歯周炎には咬合性外傷が大きく関わっています。

支持組織量を減少させる矯正治療

骨縁下ポケットの存在する歯周炎に過大な力がかかると、歯周組織破壊が急激に進んでしまう可能性があります。ここで、「過大な力」というのは「歯ぎしり」や「噛み締め」などの不良習癖が主たるもので、硬い食べ物がそれに続きます。過大な力というのは加わる力そのものが増大するケースもありますが、支持組織量の減少によって、同じ力が働いても、その歯にとって負担荷重になってしまう二次性の咬合性外傷（21頁）がほとんどです。そのような組織の減弱化を生み出している犯人の一つに過去の歯科矯正があります。

矯正治療は歯に力を加えることで歯根膜や歯槽骨などの歯周組織を壊して歯を動かすので、矯正治療が成功した症例でも多少なりとも歯周組織の損傷が起こっています。矯正治療を終えた後、歯周組織の損傷を確認するためのデンタルエックス線写真を撮ることをほとんどしないので気がつきませんが、矯正後の歯槽骨はかなりの割合で後々問題になるほどの吸収を起こしていることがあるのではないかと推察しています。

矯正治療の後に、ブラックトライアングルができてしまうことがあります。ブラックトライアングルというのは、歯と歯の間の三角形の部分を埋めている歯間乳頭部歯肉が失われた状態をいいます。ブラックトライアングルの出現は、歯間部の歯槽骨が失われるために起こる矯正治療の後遺症です。歯と歯の間にある骨は力がかかると容易に壊れてしまいます。矯正力によってこの部分の骨が破壊されてしまうと、それに伴い歯肉が退縮して、ブラックトライアングルが出現してしまうわけです。

ブラックトライアングルをもたらす程度の歯槽骨吸収なら歯周組織の健康に大きな影響はありませんが、技量の劣る歯科医による無理な矯正治療が、甚大な溶骨や歯根吸収を引き起こしている場合があります。矯正治療で支持組織量が減少してしまった歯周組織に歯周炎が発症すると、支持量が十分ある歯周組織に比べ、力の影響をもろに被るので組織の破壊が急速に進行してしまうわけです。

矯正でブラックトライアングルができてしまったケース

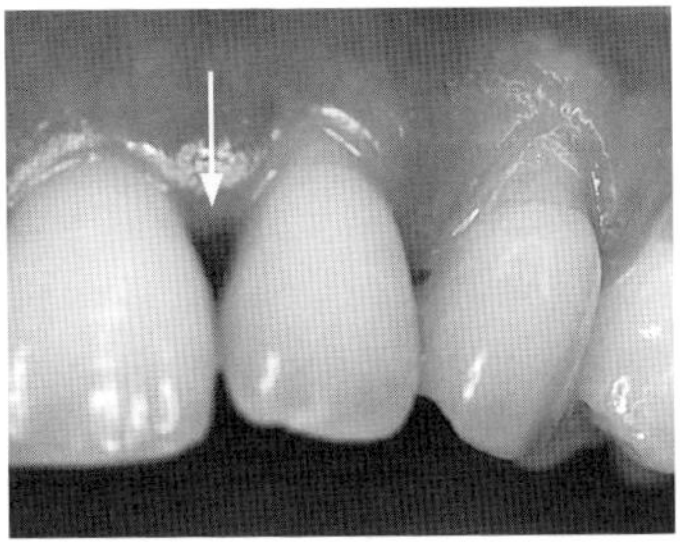

①前歯が重なっていたので、歯科矯正を行った。歯は綺麗に並んだが、歯と歯の間の歯肉がなくなってしまった（⇦）。

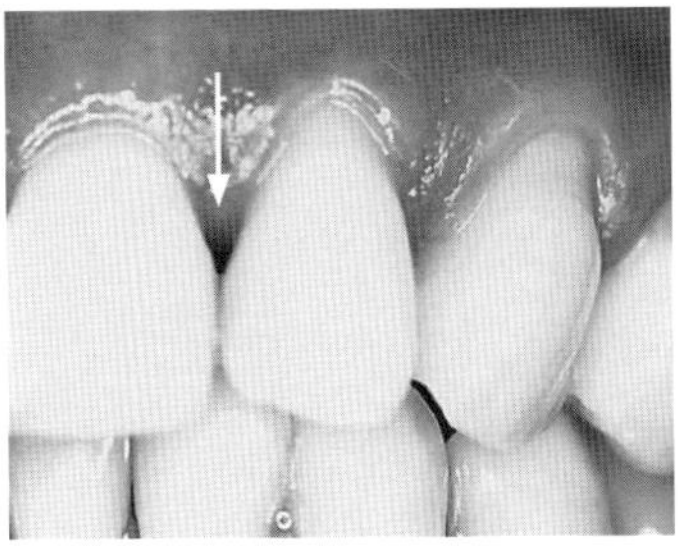

②４年後、丁寧にブラッシングすることで歯間乳頭歯肉が徐々に回復してきたが、歯間空隙をすべてふさぐには至らない（⇦）。

過大な負担を強いる全顎補綴

むし歯や歯周病で初めて永久歯の奥歯を抜歯したと仮定します。歯を抜いてしまった後の処置は、入れ歯かブリッジかインプラントの3つしか方法はありません。一般的には、ブリッジを選択する人が多いと思います。もちろん入れ歯を入れてもインプラントを選択してもよいのですが、いずれにしても抜歯した側は1本歯を失ったわけですから、以前より噛みにくくなってしまいます。したがって、これもケースバイケースなのですが、通常は反対側で噛むようになります。

反対側に咀嚼側が移ると、そちら側の歯に負担がかかるようになり歯周炎の悪化や歯が割れてしまう可能性が高くなってしまいます。そうすると、今度はその歯を抜歯することになります。2本目の歯を失った後も以前と同じように好き勝手に歯を使っていると、さらに残された歯に負担がかかり、次の歯がトラブルを起こしてしまいます。3本目の奥歯を失うと、修復方法は格段と難しくなります。

奥歯3本の欠損で入れ歯を入れることには抵抗があります。したがって、無理してブリッジを入れることになりますが、ブリッジにすると、失われた奥歯3本分を残った歯で支えるわけですから、それらの歯にかかる負担はますます大きくなってしまいます。そのころになると前歯にも負担がかかるようになり、やはり抜歯するような事態が起こってきます。その結果、４本も5本、あるいはそれ以上の歯を巻き込んだブリッジを入れることになってしまうわけです。

そうなるとブリッジを支える歯（支台歯）にかかる負担は以前とは比べ物にならないくらい大きくなって、咬合性外傷を発症しやすくなってしまいます。ちょっとしたきっかけで組織破壊が急速に進行したり、歯の破折を起こしたりしてしまうようになるわけです。

通常、大掛かりなブリッジはセラミックなどの材料が使われることが多く、それらの素材はかなり硬いので、そのことも咬合性外傷の被害を大きくさせる要因となってしまいます。

矯正治療や全顎補綴を遠因に、急激に悪化してしまう重度歯周炎は従来の歯周炎とは異なったタイプの歯周病です。力による歯周組織破壊が大きな要素を占めていると考えられるのです。したがって、現代の歯周治療は従来の歯周炎の治療に増して、咬合性外傷に対する配慮が重要になるということになります。

破折

ときどき思い出したように検診にやってくる50代の女性がいます。むし歯の治療は何本かしていますが、この歳まで神経の処置はしたことがないという、歯の丈夫な人です。それが、突然歯の痛みを訴えて来院しました。

「左上の歯に痛みを感じるようになったのですけれど」

「いつごろからですか？」

「うーん、4、5日くらい前かしら、むし歯でしょうか？」

口の中を診てもむし歯らしきものは見当たりません。エックス線写真でも特に異常は確認できません。

「むし歯はありませんね。歯周病の徴候もないようです」

「じゃあ、この痛みの原因は何でしょうか」

「たぶん咬合性外傷だろうと思います。様子をみていれば治ると思いますが、念のため噛み合わせの調整をしておきましょう」

1週間後……。

「いかがですか？」

「ええ、おかげさまで大分楽になりました。まだ何となく違和感は残っていますけれど」

「それも徐々によくなると思います」

「そうですか、それならもう少し様子をみてみます」

その後、症状は落ち着いたとみえて、何の音沙汰もなかったのですが、半年も経過したころ、その歯が痛むと訴えて来院しました。

「左上の歯がすごく痛むようになってきたのですけれど……」

「しばらくは大丈夫だったのですか？」

「ええ、多少の違和感はありましたけれど、落ち着いていました。でも、今回はあのときより激しく痛みます。痛くて、痛くて、いてもたってもいられません。助けてください」

左頬に手を当てて訴えるその眼は少し涙ぐんでいます。

「大分辛そうですね、神経を取りましょうか」

「痛みが止まるのであれば、何でもかまいません。お願いします」

神経を取って1週間後、その歯をみると見事にヒビが入っていました。

「これが、激痛の原因ですね。歯が割れていたみたいです」

「歯が割れていたのですか？」

「そうです。破折といいます。神経の入っている部屋を含めて歯が割れてしまったのでしょう。激痛だったのもうなずけます」

破折を起こすのは神経を取ってしまった歯が多いのですが、なかにはむし歯でも歯周病でもない健康な歯が、ある日突然割れてしまうこともあります。破折によって神経が傷害を受けると、今回のように激しく痛むわけです。

歯が痛むとき、破折とむし歯との判別は容易ですが、破折と咬合性外傷との鑑別診断は難しくなります（28頁図）。破折の初期は目で見ても、エックス線診査でもその徴候を見つけることができないからです。したがって、「昨日、軟骨を食べていたらガキっとなってそれから歯が痛い」といったはっきりした事象があれば別ですが、自覚症状が痛みだけでは割れているのか、そうでないのかの判断はなかなかつけられません。神経のない歯はこれほど激しく痛むことはありません。割れた部分がグラグラして、噛むと痛かったり、破折部から感染して膿瘍を形成したりして破折に気がつくことがほとんどです。根管治療をしてもなかなか痛みが引かなかったり、膿瘍が治らなかったりする場合は破折を疑う必要があります。

破折で激痛をともなったケース

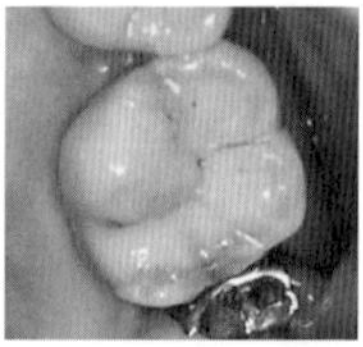

①激しい痛みを訴えて来院。むし歯など痛みの原因となる疾患は見つからない。

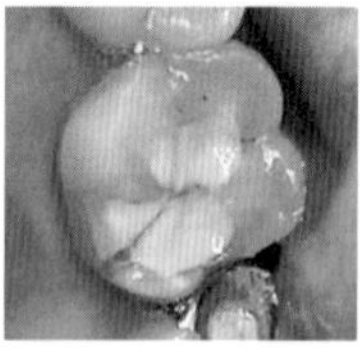

②痛みを止めるための抜髄処置を行ったところ、ヒビが見えてきた。

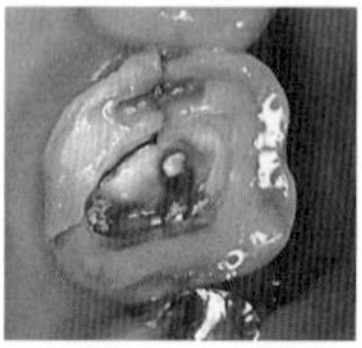

③根管充填後、完全に歯根破折していることが、確認できた。

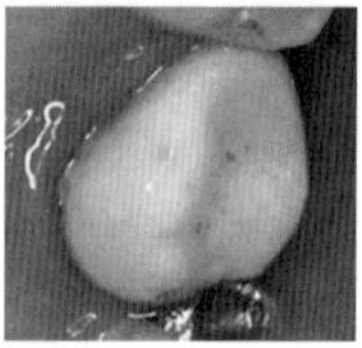

④破折片を除去してクラウンで修復した。

破折による膿瘍形成のケース

45歳の男性です。充填物が脱落したので歯科医院に行ったのですが、歯の保存を希望する患者さんの意向を無視して、抜いてインプラントにするのがよいと長い時間かけて説得されました。

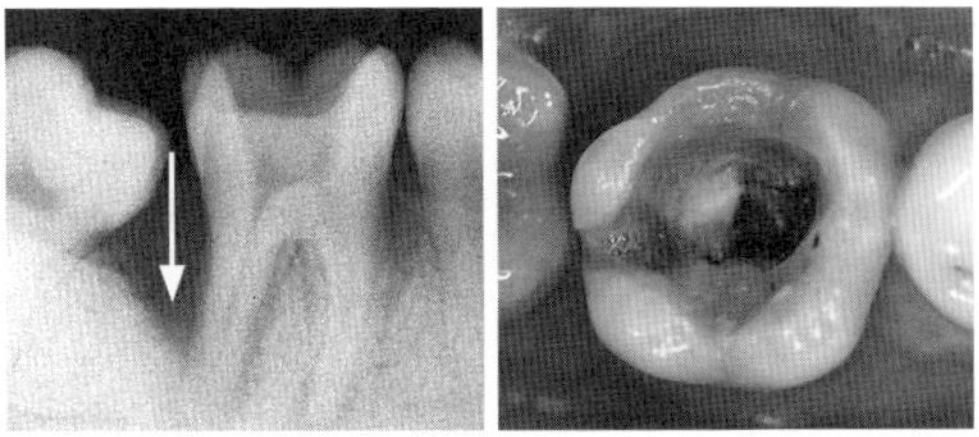

①充填物が脱落してしまったので歯科医院に行った。エックス線写真で歯根の周りの骨が溶け出していることが確認できる（⇦）。

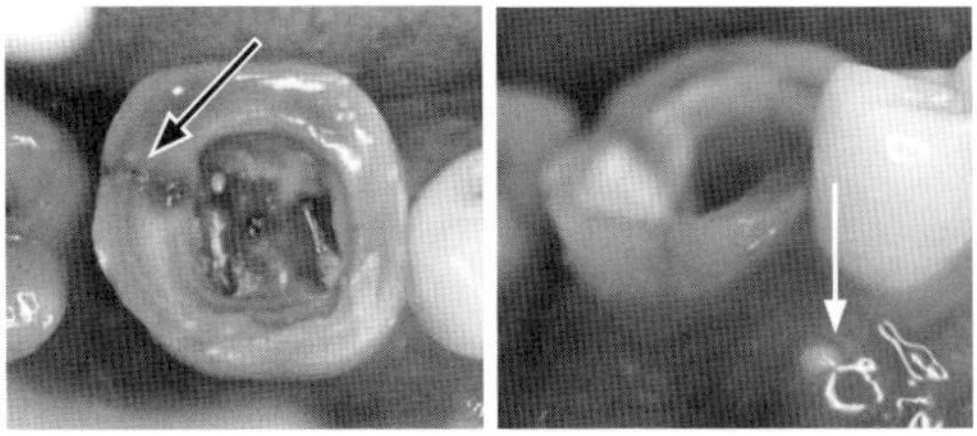

②治療を開始すると破折線がはっきり見えてきた（⬅）。膿瘍を形成することもあった（⇦）。

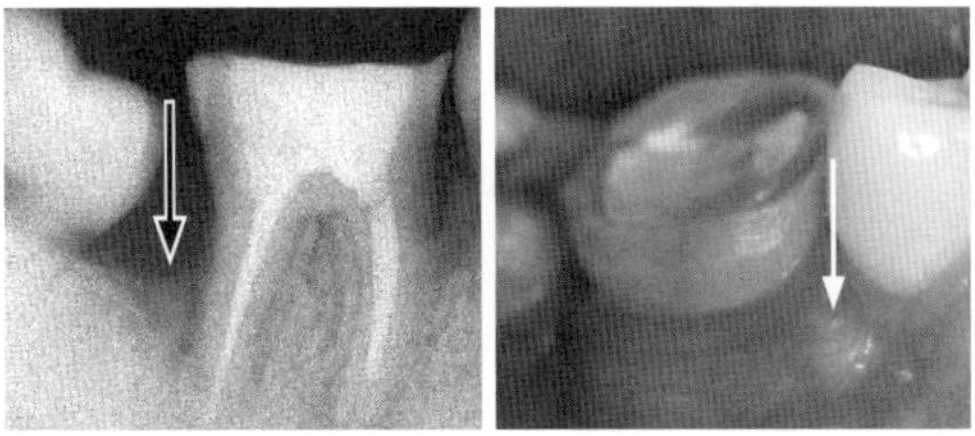

③破折部を内部装着したところ膿瘍も治まり（⇦）、歯槽骨も回復してきたように見える（⬅）。

歯科医も患者も歯根破折の原因を軽んじている

歯質を大幅に失った歯に支台築造をしてセラミックなどのフルクラウンを入れると、歯にかかる力は歯根の一部に集中して歯根破折を起こしやすくなってしまいます。

歯根が割れてしまった歯は抜歯というのが一般的な歯科医のコンセンサスなので、歯根破折の歯を抜くという歯科医を責めるわけにはいきません。歯科医が責められるとすれば、歯を割ってしまう原因を無視して治療を進めてしまったことでしょう。破折の原因としては、歯に負担がかかりすぎる噛み合わせや歯冠形態、補綴物の材質、歯に過剰な力を与えてしまう歯ぎしりや噛み締めなどの悪習癖が考えられます。

噛み合わせや補綴物のことを考えるのは歯科医の仕事です。一方、不良習癖を是正するのは患者さんの仕事です。しかし、不良習癖の問題を真剣に考え、その問題を患者さんに伝えて改善することを勧める歯科医は少数ですし、歯ぎしりを直すことに一生懸命取り組む患者さんもあまりいません。したがって、破折を経験した患者さんが2本目、3本目の破折を起こしてしまうことは珍しいことではありません。

近年、むし歯や重度歯周病が激減といってよいほど減少しているのに反比例して、破折が増加しているようです。不良習癖の増加とともに、歯を削りすぎていることや補綴物の素材も関係しているのではないかと思います。

2年ほど前に入れたセラミックがトラブルを起こした

2年ほど前に下顎の第一小臼歯が抜歯となったので、自費治療でセラミックのブリッジを入れました。最初は具合よく噛めていたのですが、数か月前から何となく噛みにくくなってきました。そのころから歯肉におできのようなぷつんとしたできものができるようになりました。

このできものは膿瘍です。エックス線写真を撮影してみると歯根の周りが黒くなっていました。クラウンを除去して中を確認してみると、歯根に亀裂が走っていました。歯根破折を起こしてしまったようです。

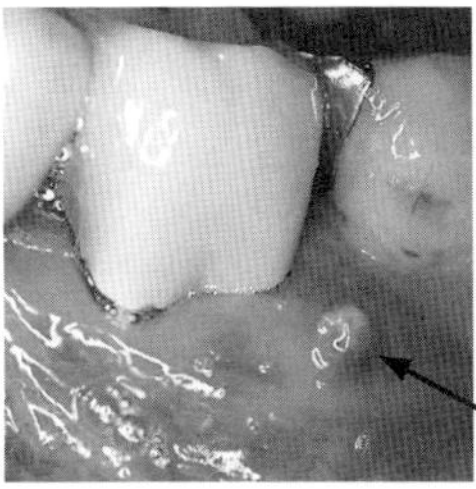

歯肉におできのようなものができている。

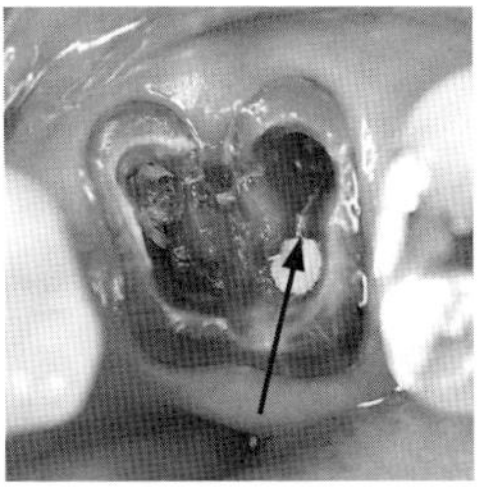

歯根に亀裂が入っているのが認められた（⬅）。

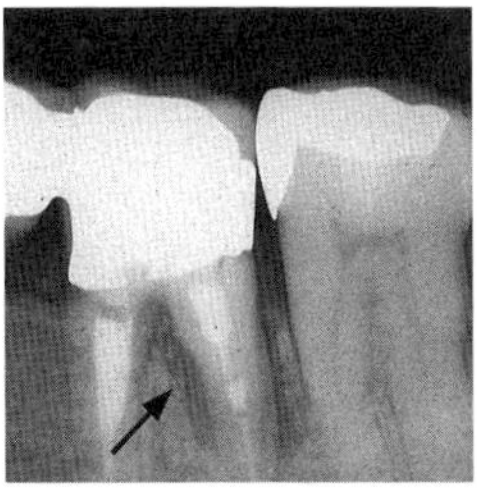

エックス線写真では奥の歯根の周りの透過像が増していることが確認できる。

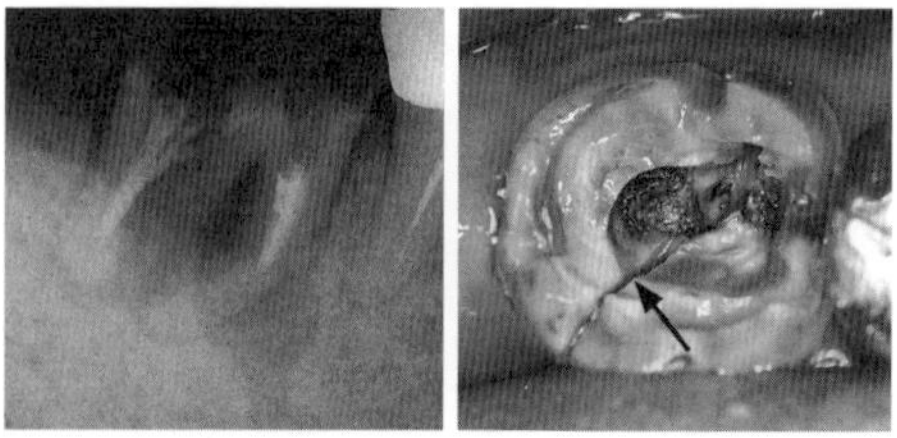

①クラウンが脱落してしまって、歯根破折を起こしている（⬅）。

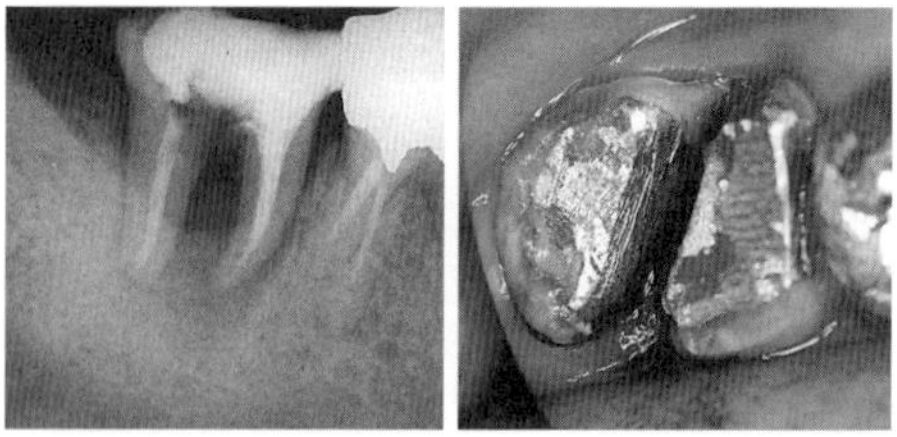

②歯根を分割して保存を図った。エックス線像も徐々に回復を示している。

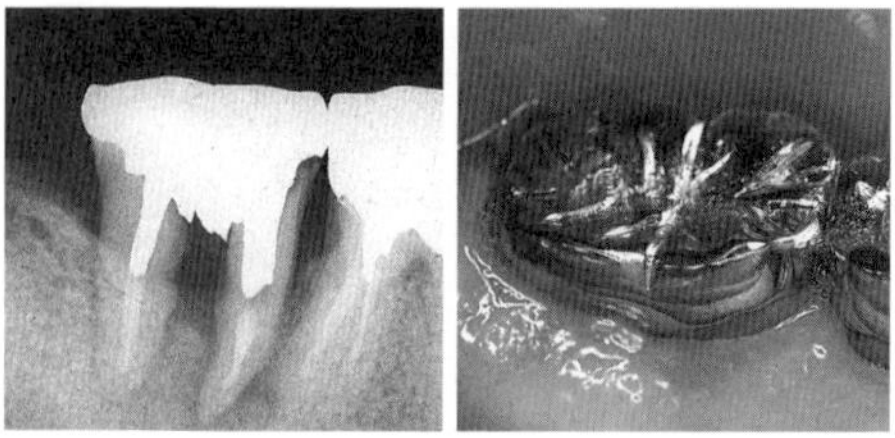

③ 15 年後、特にトラブルもなく機能している。

咬合性外傷の治療は不良習癖の是正

咬合性外傷は「過度の咬合力による付着器官や歯の損傷」（歯周病学用語集・アメリカ歯周病学会１９８６）と定義されています。

「咬合力」というのは噛む力ことです。食物を歯と歯の間に挟んで、それを破砕するときに加わる力が咬合力ということになりますが、この力は食事のときだけに働くものだけではありません。夜寝ているときの歯ぎしりや、噛み締めなどでも咬合力が発揮されます。

「付着器官」というのは歯を支えている歯周支持組織のことです。付着器官には歯と軟組織をつなぐ接合上皮性付着、結合組織性付着、歯槽骨と歯根をつなぐ歯根膜があります。咬合性外傷と関係の深い付着器官は歯根膜と歯槽骨です。付着器官が受ける「損傷」は、痛みや動揺という形で表現されます。

咬合性外傷の症状としては、歯周支持組織が傷害されて起こる歯の痛みや動揺などの他に、歯に現れる症状として歯の破折や歯の咬耗があります（16頁図）。

咬合性外傷は過剰な咬合力が加わることにより引き起こされるわけですが、過度な咬合力は、硬い食べ物を好んで食べることの他に歯ぎしりと噛み締めなどの不良習癖が問題になります。これらの不良習癖はブラキシズムと総称されます。

ブラキシズムは主として寝ている間に行っていることなので、自分にその習癖があることを自覚していない人がほとんどです。寝ている間の歯ぎしりや噛み締めは自分の意志ではコントロールできないので、ブラキシズムへの対応としては主としてマウスピースタイプの歯ぎしり用装置（スプリント、ナイトガードなどとも呼ばれています）が使用されることが多いようです。

マウスピースは主に夜間に使用されますが、昼間でも気をつけなければいけないことがあります。それが、上下の歯を接触させる歯牙接触癖です。歯牙接触癖があると歯ぎしりや噛み締めに簡単に移行してしまいます。そして、歯ぎしりや噛み締めなどのブラキシズムが咬合性外傷をもたらします。したがって、咬合性外傷を引き起こさないようにするには、歯牙接触癖を改善することが有効になるわけです。

歯牙接触癖《しがせっしょくへき》（TCH:Tooth Contacting Habit）

人間の歯は食べるときと唾を飲み込むとき以外は離れているのが普通です。それ以外のときでも上下の歯を軽く接触させている人がいますが、これが歯牙接触癖です。

日常的に上下の歯を接触させていると、睡眠時の噛み締めや歯ぎしりを容易に起こしやすくなって、それらの力が歯に過剰な負担を与える要因となってしまうわけです。

歯周病の歯は歯周支持組織量が減少しているので、それほど強くない力がかかっても、その歯にとっては実力以上の力となってしまいます。歯周病の歯が浮いたような感じがしたり、揺れてきたり、噛むと痛んだりするのはこのような負担荷重が原因です。

歯牙接触癖があるかどうかは次のようにして確かめてください。

1、姿勢を正して正面を向き、リラックスして目を閉じます。唇も軽く閉じてください。このとき上下の歯が接触していないか確かめます。上下の歯を接触しないように軽く離した状態で違和感はありませんか？　もし、違和感がある場合は歯牙接触癖の可能性があります。

2、鏡で舌と頬粘膜を見てください。舌や頬の内側に歯の跡がついているのは、歯牙接触癖があるからです。

歯牙接触癖は無意識にやっているので、日常生活の中でその癖に気づくのは難しいと思います。そこで居間の壁など日常生活でよく視線がいく場所に、「歯は接触していないか」「歯を離す」などと書いた付箋を貼っておきます。そして、その付箋を見たときに、上下の歯が接触していないかチェックします。もし、触っている場合は、口の周りの筋肉の力を抜き、唇を閉じて鼻から息を大きく吸って、「ハッ、ハッ、ハー」と吐き出します。

これを繰り返していると歯を離すことが習慣化してきます。歯が常に離れている状態が当たり前の感覚になると、今度は歯が接触すると違和感を覚えるようになります。そうなれば違和感を感じたらすぐ歯を離すようになり、睡眠時の噛みしめや歯ぎしりもおさまってきます。

歯牙接触癖の口腔内

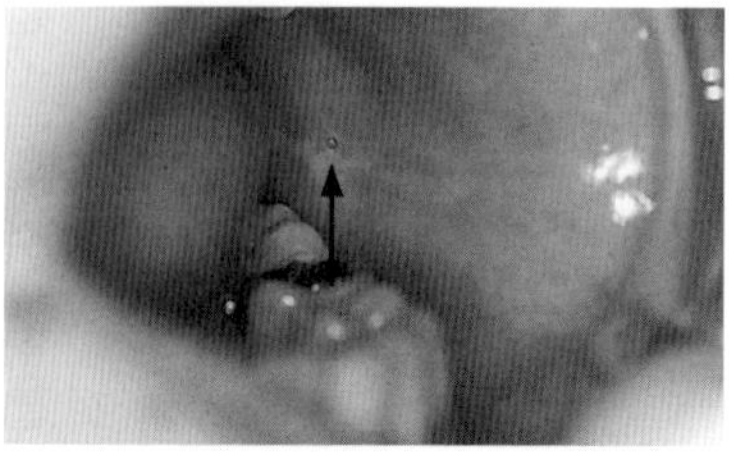

歯牙接触癖があると内側の頬粘膜に筋がついていることが多い。

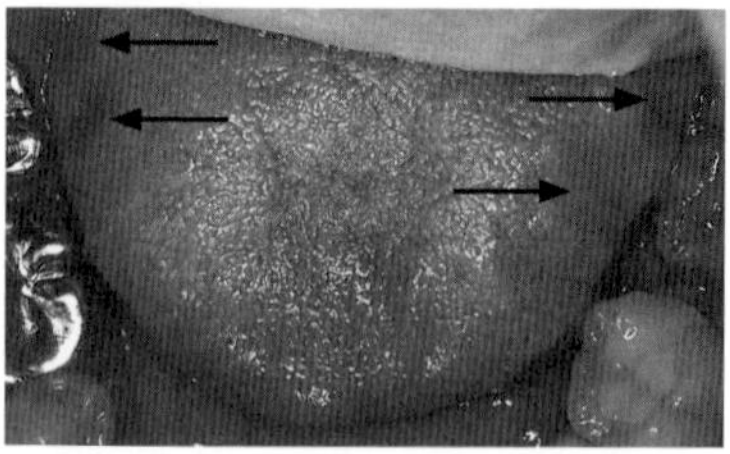

上下の歯が接触していると舌にも歯の圧痕がついてしまう。

現代歯科医療に与えられた課題

「歯が痛い」と言って患者さんが来院したとき、そこにむし歯が見つからなくて困ってしまった思い出があります。いつのころかはっきりしませんが、たぶん勤務先で初診の患者さんを担当するようになったころだと思います。視診でむし歯が見つからず、エックス線写真で歯と歯の間に黒い影を確認できたときには痛みの原因が分かってやれやれとほっとした覚えがあります。

困ってしまうのはエックス線でもむし歯が見つからないときです。患者さんが痛いと言っているのに、どこをどうしてよいか、皆目見当がつかなかったからです。先輩の先生に尋ねると「そういうときは、咬合調整しておけばよい」と言われて、適当に歯を削ってお茶を濁していました。確かにそれで痛みが消えてしまうことがほとんどで、むし歯がなくて痛いときは咬合調整という馬鹿の一つ覚えで何とか済ませていました。しかし、中にはそれだけでは治らない患者さんもいました。原因不明の痛みに、歯の破折があるのを知ったのは、それから半年以上経ったころだったと思います。

当時はむし歯と歯周病の患者さんの対応に追われていて、咬合性外傷や歯の破折の治療をした記憶がほとんどありません。「歯が痛い」と言って来院する人のうち、咬合性外傷や破折の患者さんは10％にも満たず、残りがむし歯の患者さんという比率だったように思います。

しかし、今ではその割合が逆転してしまっています。私の知識や経験が変化したこともあるのかもしれませんが、この比率の逆転には40年の間に歯科疾患の疾病構造が変化したことも関連しているのではないかと思います。

咬合性外傷が矯正や全顎補綴などの過去の歯科治療と合併して、歯科疾患を重篤化していることは前に書きました。矯正では歯を動かすスペースを作るために、健全な第一小臼歯4本を抜歯してしまうことがあります。咬合を支えてくれる健康な歯を、矯正のために抜いてしまっているのです。さらに、見た目は歯が並んでいても、咬合関係は均等ではなく、特定の歯に負担がかかりやすい状態で仕上がっていることがほとんどです。つまり、歯周組織破壊のない矯正治療でも、咬合性外傷を招く下地は作られているというわけです。

咬合性外傷のことを考慮に入れずに作った大掛かりなブリッジは、次の抜歯の呼び水となり、口の健康を害する入り口になってしまうことは前述の通りです（40頁）。

担当歯科医も患者さんもその矯正治療やブリッジが将来トラブルを引き起こしてしまうとは考えてもいません。しかし、現代の日本では、矯正治療やブリッジに限らず、誰かが意図したわけではないのに結果的にトラブルになってしまう歯科治療がとても多くなっています。

よかれと思って行った歯科治療が問題を起こしてしまう原因はどこにあるのでしょうか。そこに現代の歯科医療が解決しなければならない課題があるのではないかと思います。

第2章　歯科医原病を知る

歯科医原病とは

臨床的医原病・社会的医原病・文化的医原病

「医療機構そのものが健康に対する脅威になりつつある」とイヴァン・イリッチが『脱病院化社会』（＊1）という本で警鐘を鳴らしたのは今から40年前のことです。イリッチは現代医療が病気の減少に役立っていない、かえって病気を増加させているということを豊富な医学的文献を引用して明らかにしました。そして、現在、増加しつつある病気に対して現代医療は効果がないばかりか、悪い影響を与えていると指摘しています。その医療が与える悪い影響のことをイアトロジェニック、医原病と呼びました。医原病には「臨床的医原病」、「社会的医原病」、「文化的医原病」の三つあるとイリッチは言います。

薬の副作用や手術の失敗など、医療行為それ自体が原因となって起こった病気が「臨床的医原病」です。歯科ではインプラント手術の失敗による副鼻腔炎や神経麻痺がそれに当たります。分かりやすくいえば「歯科医療ミスが引き起こす疾患」です。

「社会的医原病」とは医療が存続するために不必要な「病」を再生産させ、過剰な投薬や無用な手術を行うことをいいます。抜かなくてもよい歯を抜いて、インプラントを埋入したけれどかえって噛めなくなってしまったり、見た目が甚だしく悪くなってしまったりすることがこれに相当します。言ってしまえば「営利主義が引き起こす歯科疾患」です。

医療が複雑化すると、人々は自主的、主体的な健康への判断や行動を放棄して、医療者への依存度が高くなります。そして、医療者の指示に無条件で従うようになってしまいます。これが「文化的医原病」です。歯周病の歯を放置しておくと菌が全身に回って大変なことになると言って抜歯を勧められ、本人もよく分からないままに抜きたくない歯を抜かれ、食事がうまく取れなくなってしまったという事例がこれに当たります。「お任せ医療がもたらす歯科疾患」ということができます。

現代の日本は医原病の歯科版、「歯科医原病」が巷に溢れかえっているのです。

＊1　イヴァン・イリッチ、金子嗣郎訳『脱病院化社会―医療の限界』晶文社、１９７９年

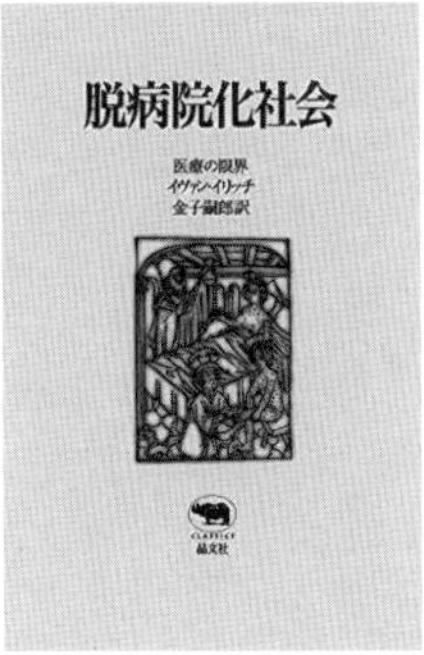

臨床的歯科医原病

神経のある歯がむし歯になって、インレーで修復することになったとします。インレーを入れるにはむし歯を削り取って、インレーがきちっとはまり込むような形にしなければなりません。神経のある歯は削ると痛いので、まず麻酔をする必要があります。この麻酔で術後に長期間痺れが残ってしまうことがあります。これが臨床的歯科医原病です。削るときに誤って隣の健康な歯質に傷をつけてしまうと、後々そこからむし歯を発生してしまいます。これも臨床的歯科医原病の一つです。誤って削りすぎて神経を傷つけてしまえば、これも臨床的歯科医原病ということになります。

若かった私が行った、咬合性外傷で痛む歯の健康な神経を取ってしまったのも臨床的歯科医原病ということになります。全顎補綴で残った歯に過剰な力を与えてしまうのも、矯正治療で歯の支持組織量を減少させてしまい、二次性咬合性外傷になりやすくしてしまうのも、臨床的歯科医原病といえるでしょう。銀歯がキラキラ光るのはみっともないから、白い歯にしましょうと言って、硬いセラミック冠を被せるのも、その歯が短期間のうちに破折してしまえば、臨床的歯科医原病以外の何ものでもありません。

現代の歯科治療のあらゆる場面で臨床的歯科医原病が満ち溢れているのです。

臨床的歯科医原病

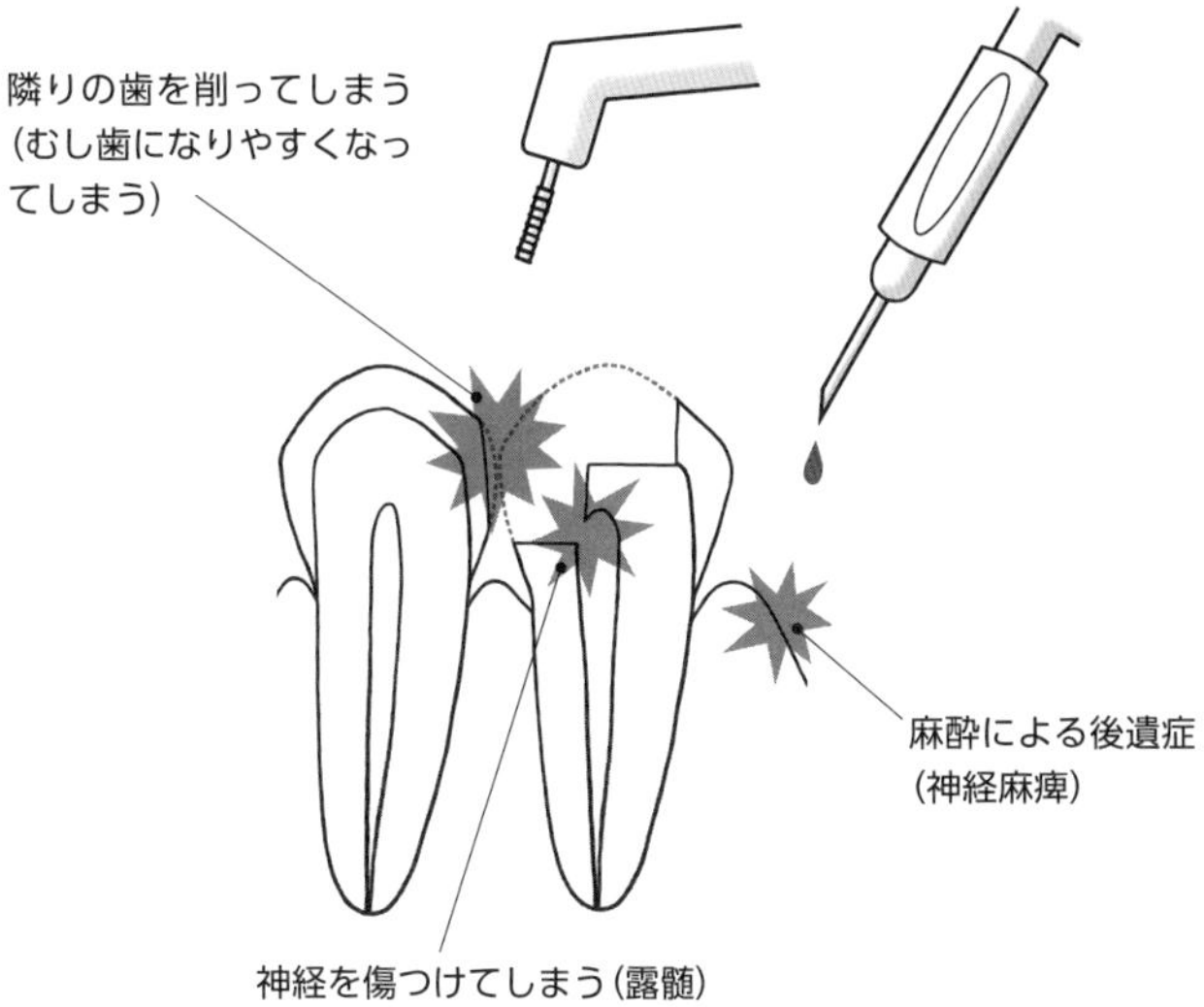
隣りの歯を削ってしまう
(むし歯になりやすくなってしまう)
麻酔による後遺症
(神経麻痺)
神経を傷つけてしまう(露髄)

社会的歯科医原病

歯科医療は口の健康を確立し、維持増進させることがその目的です。そのために神経の治療をしたり、クラウンをかぶせたり、ブリッジを入れたりするわけです。

しかし、大学病院も含めて、日本の歯科医院が行う歯科臨床は歯科医業という側面を持っています。歯科医業を成り立たせるためには、歯科医療技術を一定のパターンにはめ込んで、できるだけ大量に患者さんに消費してもらうシステムが必要になります。例えば、歯を抜くことにより、欠損歯列という状況を作り上げることで、インプラントという商品を大量に買ってもらうシステムがその一つです。そのシステムにのって、抜く必要のない健全な歯を抜いてインプラントを埋入するのが社会的歯科医原病です。

少し前のことになりますが、「抜かずに治す」という演題で東京の下町の歯科医師会で講演をしたことがあります。講演後の懇親会でその会の役職を務めている歯科医から

「われわれは患者の口をみたとき、まず何本抜くかを考えるのに先生は違うのだねぇ」

と、半ば感心、半ばあきれたような感想をいただいたことがあります。

その講演会では抜かない治療の重要性を一生懸命話したつもりだったのですが、うまく伝わらなかったのだなと残念に思うとともに、一般には抜きたい歯科医がたくさんいるのだとがっかりしたことを覚えています。

歯を抜く、抜かないという判断は、患者さんの口の健康にとって抜歯が必要なのかどうかを考えて決めるべきものです。口の中を診て抜く歯を最初に決めてしまうというやり方、実はこれは多くの歯科医がやっている方法なのですが、これはインプラントやブリッジなどの商品をできるだけ大量に売りさばきたいと考えている歯科商人のやり方なのです。

このような補綴物装着を目的にした歯科治療は口の健康のためにはなりません。抜いた後に装着した補綴物が、また問題を起こす可能性が高いからです。ブリッジを入れれば、両隣の健康な歯質を削除して二次う蝕を発症させやすくします。インプラントには多くの問題点があり、数々のトラブルが待ち受けています。

しかし、商人としての歯科医にとっては、次に起こるトラブルが新たな商機となります。問題を起こしたブリッジやインプラントを抜いてしまえば、また新たな商品を売りつける機会が訪れるからです。

市井の歯科開業医は、嫌でも医院経営のことを考えなくてはなりません。社会的歯科医原病は現代日本の歯科医療における極めて今日的な問題なのです。

インプラントの患者がいない

あるコンサルタントが送ってきたメールマガジンに次のように書いてありました。

「インプラントの講習を受けてもインプラントの患者さんが集められない。というのが若手歯科医師の悩みだそうです。講習で技術を上げられてもその技術を使う状況がない……この状況は改善したいと思っています」

インプラントの患者さんが少なくなっているということは、歯の欠損が少なくなっているということです。日本人の口の状態が改善しているということで、喜ばしいことだと思います。講習会でインプラントの技術を習ったからといって、無理してその技術を使う必要はありません。しかし、このコンサルタントは、講習会で習った技術を使えない状況を改善したいと言っています。これはどういうことなのでしょうか？　インプラントを入れられるような欠損を新たに作ろうというのでしょうか？

「この歯は神経のない歯だから抜いたほうがよいですよ」

「この部分は見てくれが悪いから抜いてインプラントにしましょう」

そう言って抜歯に誘導してインプラントを入れるというのでしょうか？　どうしてそんなに抜きたいのでしょうか？　なぜそれほどインプラントを入れたいのでしょうか？

そこには患者さんの健康は二の次、インプラントの埋入だけにしか目がいかなくなった歯科医が存在します。商品としてのインプラントを大量に売りさばくことを目的とした商売としての歯科医療です。歯科コンサルタントというのは、経営しか考えていないので、このような発言になるのはある面、仕方ないのかもしれません。しかし、患者さんの健康に与る歯科医が、この発想で歯科医療を行うとすれば、それがどれほど恐ろしいことかはお分かりいただけると思います。

私は大学を卒業した翌年、片山恒夫という開業歯科医の講演を聞きました。そして、激しく魂を揺さぶられました。片山先生のような歯科医になりたい、片山先生がやっている歯科臨床を目指そうと心に決めました。その片山先生が講演で言っていた文言がよみがえってきます。

「あんた方はメタボンだ、インプラントだと、高額な補綴物を入れることばかり考えている。なんでそんなに金のことばかり言わなぁあかんの？　いったいいくら欲しいの、３億か、５億か……、そんな金は端金ですよ。そんなことに夢中になって、頼ってきてくれた患者さんに害を与えてどうするの。情けないことですなー」

文化的歯科医原病

「よくぞここまで……」
とため息をつきたくなるような患者さんがたくさん来院します。
患者さんには
「よくぞここまで……我慢しましたね」
担当歯科医には
「よくぞここまで……無謀な介入をしてくれましたね」
と言いたくなるケースです。

過去に矯正をしたものの、歯が所定の位置に移動せず、咬合関係がでたらめで、何本もの歯の歯周組織に破壊を起こしてしまった症例。矯正がうまくいかず、奥歯に負担がかかる状態になってしまい、次々と奥歯にトラブルを起こしてしまって途方にくれているケース。歯科医院に3か月に1回きちんと定期検診に通っていたのに、担当医が変わったらいきなり抜歯を勧められて困惑している人。数年前に全顎補綴をしたが、あちらこちら腫れてきて、満足に噛むことができなくなってしまった。100万円以上かけてやった治療はいったい何だったのだろうと混乱状態の患者さん。

書き出せばきりがありません。症例写真を提示すれば、なるほどこれはひどいと分かっていただけるかもしれません。しかし、失敗症例の写真を載せても誰も幸せになりませんし、不快になる人も多いと思いますので載せません。しかし、これが同業者のやったことなのかと絶句してしまうような症例がたくさんあることはお伝えしておきたいと思います。

このような「臨床的歯科医原病」が続出する裏には、多くの歯科医が無意識のうちに「社会的歯科医原病」に罹患していることがあります。それとともに、患者さんが歯科医の言いなりになってしまう、「文化的歯科医原病」も大きな要因となっています。文化的歯科医原病というのは、患者さんが健康に対する自主的、主体的判断をすることを放棄して、すべてを歯科医に依存してしまう態度のことをいいます。

文化的歯科医原病の患者さんは、その先生を信頼してすべてお任せしていたために悲劇に出会ってしまった被害者なのですが、酷な言い方になってしまうかもしれませんが、自分の健康を人任せにしてしまったため自らが招いたトラブルということもできるわけです。

患者さんが自分の意見をしっかり持って、それをはっきり歯科医に伝えることが歯科治療では必要です。しかし、自分の意見を言葉に出して言うことが苦手な人がたくさんいます。特に日本人にはそういう人が多く、日本の歯科医療は構造的に文化的歯科医原病を発症しやすい土壌があるということができます。

定期検診と文化的歯科医原病

歯科医業はクラウンや入れ歯、最近では矯正やインプラントなどの医療技術を大量に消費することで隆盛を極めてきました。しかし、この20年の間にむし歯の本数は激減し、重度歯周病の病態も様変わりしてしまいました。その結果、医療技術を消費する機会がめっきり減ってきました。言い換えれば売れる商品がなくなってしまったわけです。

そこで、歯科医が目を付けた新商品が「定期検診」です。定期検診を行えば、むし歯のない人にも、歯周病に罹患していない人にも、画一化した医療技術を消費させることができるからです。「現代医療が使用価値体系にのせにくい主体的状況に対して無関心のままひたすら検査と与薬に明け暮れることで対応する」（＊2）という文章そのままを現代日本の歯科臨床が体現しているのです。

日本の歯科医院のホームページでは定期検診を受けることや歯科医院で歯の清掃をすることが、むし歯や歯周病の予防になると盛んに宣伝しています。しかし、この定期検診、口の健康にとって本当に意味があるのでしょうか、むし歯と歯周病の予防になるのでしょうか？そのことについて考えてみたいと思います。

＊2　中川米造『環境医学への道』日本評論社、1984年、122頁

むし歯も破折も定期検診で予防はできない

むし歯や破折がいつ発症するのかの予測はつきません。専門的な目で見ていれば、ダラダラと甘いものを食べているからむし歯ができそうだ、噛み締めの癖があるから歯を割ってしまいそうだ、と見当がつくこともありますが、それは定期検診の情報からは得られません。どちらかといえば、診療の合間に交わされる無駄話などから得られる情報で、歯を探針で調べても、エックス線写真を撮影しても分かることではありません。したがって、いくら定期検診に通っていても、むし歯も破折も予防することはできないわけです。

子どもたちは1歳半検診にはじまって高校3年生まで学校検診があり、成人になっても自治体や企業などで歯科検診を受ける機会がずいぶん増えています。むし歯を見つけるのはそれで十分ではないかと思います。そのような機会のない人は多少注意が必要ですが、それでも定期検診に通ったからといって、むし歯の予防ができるわけではありません。定期検診で小さなむし歯を見つけて削ることはできますが、それがその歯の健康のためになるかどうかは簡単には決められません。そのことは後述します。

破折はある日突然やってくるので、予防のしようがありません。したがって、破折も定期検診で予防することはできません。

歯周病の定期検診

通常、定期検診というのは歯周治療の術後管理、メインテナンスのために来院することを指しています。したがって定期検診に関する記載があるのは歯周病の教科書です。最近ではメインテナンスではなくて、SPT（サポーティブ・ペリオドンタル・セラピー）と名称が変わっていますが、特に内容が変わったわけではありません。

歯周治療後のメインテナンスが重要であることは以前から指摘されています。その根拠となっている研究は、次のようなものです。

フィルストロームやカルダールは、どのような歯周治療を行ったかに関わらず、治療後の定期検診に応じた患者さんのグループはそうでないグループに比べて良好な予後を示すことを報告しました(＊3)(＊4)。ニーマンは外科処置を含む重度歯周炎の処置を行った人たちのうち、メインテナンスに応じなかったグループは、歯周炎の治療を受けずに放置していたグループより歯周炎の増悪化傾向が強かったと報告しています(＊5)。

スウェーデンの歯科医アクセルソンが２００４年に発表した30年間にわたるリサーチがあります(＊6)。アクセルソンは自分の歯科医院に来た患者さんのうち、プラークコントロールプログラムを行う患者さん１５７人をテスト群に、検診だけ訪れる１８０名をコントロール群に分けて、30年間の歯の喪失、むし歯の発生、歯周病の進行具合を調べました。

参加者は、最初の2年間は2か月に1回、その後は3か月に1回から1年に1回という頻度で定期検診に来院します。そして、適切なプラークコントロールに焦点を当てた自己診断とセルフケアに関する教育を受け、ＰＭＴＣ（歯面清掃）やスケーリング（歯石除去）が行われました。その結果、30年間のメインテナンス期間中、抜歯に至るような歯はほとんどありませんでした。また、30年の間に新たに発生したむし歯の本数は20～35歳で１・２本、36～50歳で１・７本、51～65歳で２・１本と少なく、歯周病もほとんどの部位で進行を認めませんでした。

日本の歯科医院のホームページでは、定期検診がいかに大切かということと、ＰＭＴＣやスケーリングを行うことの有効性を宣伝していますが、その根拠としているのがこのアクセルソンの研究です。しかし、アクセルソンの報告で注目しなくてはいけないのは、定期検診に通ってスケーリングやＰＭＴＣを行うことではなくて、プラークコントロールをきちんと行うということです。定期検診では、歯周病の進行具合を検査した後、セルフケア、特にブラッシングができているかどうかのチェックとその指導を行い、歯石の除去、歯面清掃なども行います。この中でもっとも重要なのは、ブラッシングができているかどうかのチェックとその指導なのです。歯科医院に行って、スケーリングやＰＭＴＣをしてもらうことが歯周病の予防に有効なのではなく、ましてや定期的に歯科医院に通っていれば予防できるというものではないということに注意する必要があります。

定期検診をセルフケアの確認を中心に行うのであれば患者さんの健康のための歯科医療となりますが、スケーリングやPMTCなどのために行うのであれば、それは歯科医院の経営のための歯科医療です。そのことを知らずに、定期検診の連絡が来るとせっせと歯科医院通いをしている人は、文化的歯科医原病の患者さんに他なりません。歯周病の予防で重要なのは患者さんが主体的にそれに関わるということなのです。

検診を受けるだけなら神経を取られるわけでもないし、健康な歯を削られてしまうわけでもないから臨床的医原病の心配はないだろうと思うかもしれません。しかし、ブラッシング指導だけならまだしも、日本の歯科医院では定期検診に行くたびにスケーリングを行います。スケーリングを頻繁に行えば、歯根面に傷をつけて歯の健康を損ねてしまう可能性があります。また、スケーリングのときに誤って出血でもさせてしまえば、後述する菌血症《きんけつしょう》を引き起こして、全身の健康に影響を与えてしまう危険性もあります。プロービング時に菌血症を起こすという報告（＊7）もあるので、歯周病検査でさえ決して安全というわけではありません。

＊3 Pihlstrom, et al.: Comparison of surgical and nonsurgical treatment of periodontal disease. A review of current studies and additional results after 61/2 years.

＊4 Kaldahl,WB. et al.: Evaluation of four modalities of periodontal therapy. Mean probing depth, probing attachment level and recession changes.

＊5　Nyman,S. et al: Periodontal surgery in plaque-infected dentitions. J Clin Periodontol. 1977 Nov;4(4):240-9.

＊6　Axelsson,P.: The long-term effect of a plaque control program on tooth mortality, caries and periodontal disease in adults. Results after 30 years of maintenance. J Clin Periodontol. 2004 Sep;31(9):749-57.

＊7　Daly,CG. et al：Bacteremia due to periodontal probing: a clinical and microbiological investigation. J Periodontol 2001 Feb;72(2):210-4

アマルガムは全部やり直してください

「手をたくさん動かすのが歯科医の腕を上げる近道」というのが大学を卒業して勤務した歯科医院の院長の考え方でした。したがって、卒業後すぐに削ったり抜いたりの治療を任せられていました。その仕事の一つにアマルガム充填があります。

アマルガムというのは水銀と他の金属の合金の総称です。歯科用アマルガムは水銀と銀、スズ、銅などをアマルガムミキサーという器具で混ぜ合わせ、ねばり気の少ない粘土のような状態にして、それを歯に詰めるものです。アマルガムは水銀を含有していることから現在では使われなくなってしまいましたが、操作性のよい優れた歯科材料で、当時は充填処置といえばアマルガムというくらい広く使われていました。

アマルガム充填に関しては、院長から次のような指示が出ていました。

「アマルガムの下は二次う蝕になっているので、全部外してやり直してください。麻酔の効いている範囲の数本は一遍にやり直してあげるのが患者さんのためです」

しかし、何本ものアマルガムを全部削り取っても、院長の言うような二次う蝕が見つかるのはその中の1本程度です。外したすべての歯に二次う蝕が見当たらないこともありました。かなりいい加減に詰められたアマルガムでさえ、中はまったく問題ないということも少なくありませんでした。最初は何の抵抗もなく行っていたアマルガム充填の除去ですが、しばらくすると少し躊躇するようになってきました。

「院長先生、アマルガムって、二次う蝕が少ないような気がするんですが。やはり全部外さなくてはだめですか？」

「二次う蝕がなくても、表面が黒くなっているでしょう。あれはアマルガムが腐食しているからで、身体によくないから、むし歯がなくても除去した方がよいと思います。うちの方針なのでそれに従ってください」

「でも、アマルガムを除去するときに、その周りの健康歯質も削り取ってしまうので、かえって歯を傷つけることになるのではないでしょうか」と言おうとしましたが、その言葉は飲み込んでしまいました。そこで議論をしても噛み合わないことが分かっていたからです。

私が言いたかったのは、アマルガムを除去することで健康歯質を犠牲にするのが忍びないということでした。しかし、院長がアマルガムの除去を命じているのは二次う蝕やアマルガムの為害作用とともに、医院経営のためという面があると感じたからです。アマルガムに限らず健康保険の支払い報酬は、1本やるより2本、2本やるより3本やった方が点数は高くなります。したがって、経営者としては何本かまとめてやることを命じるのは当然と言えば当然だったわけです。

現在でもアマルガムはもちろんのこと、保険でやったインレーは身体によくないと言ってやり直しを勧める歯科医がいます。これも患者さんの健康を考えて勧めているのか、医院経営のために勧めているのか、担当歯科医以外には誰にも分かりません。おそらく、歯科医自身でさえ白黒をはっきりさせてやっているわけではないと思います。あるときは白に傾いている場合もあるでしょうし、黒に傾いている場合もあるかもしれません。このことはアマルガムやレジン充填などの保険診療に限らず、セラミックの補綴やインプラントの自費診療にも当てはまります。そして、その治療が限りなく黒に近いグレーの処置であっても、結果的には白ということもありますし、もちろんその逆もあります。

現代の歯科医は、気がつかないうちに医院経営のための歯科治療を行ってしまう社会的歯科医原病に陥ってしまっています。そして、それが健康な歯を害してしまうという臨床的歯科医原病を生み出す母胎になっています。その行為を患者さんが盲目的に受け入れてしまう文化的歯科医原病が加わり、日本人の口の健康は歯科医療によって害されてしまうわけです。

そのような悲劇を招かないためには、歯科医にすべて任せてしまうのではなく、多少なりとも歯に関する知識を持って歯科医院に出かける必要があります。そのために必要な歯科の基礎知識について次の章で取り上げたいと思います。

第3章　歯科に関する基礎知識

歯の構造と歯科疾患

基礎を知ることから始める

「歯医者」といえば「むし歯」という言葉が最初に思い浮かびます。しかし、このむし歯、分かっているようで案外分かっていないところがあります。むし歯といえば、「痛い」、「穴があく」「黒くなる」、「放っておくとどんどん悪くなる」などというイメージがありますが、10年、20年経ってもほとんど進行しないむし歯もたくさんありますし、黒くならないむし歯もあります。また痛みを伴わずに歯が崩壊してしまうケースも存在します。一口で「むし歯」といいますが、一般に考えられているほど画一的なものではなく、多様な病態を示す疾患ということができます。

むし歯の治療は削って詰めるのが基本ですが、その削り方も詰め方も歯科医によってかなり違います。同じむし歯でも、削らないで様子をみる歯科医からエナメル質を全部削ってクラウンをかぶせてしまう歯科医までいます。そして、そのどちらも間違った治療法とは言えないところに歯科治療の難しさがあります。削らなかろうが、まるかぶせしようが、歯科医が自身の診断に基づいて行ったものであれば、その処置が患者さんによほどの被害を与えない限り間違った治療法ということはできません。まるかぶせした歯科医の治療がいい加減で、何年もしないうちにその歯が抜歯に追い込まれたとしても、その歯科医の治療に問題があったと責任を追求することはまずできないでしょう。

現代の歯科医療が与える脅威の中で、特に問題となるのは歯科治療における過剰介入です。簡単に言えば、必要以上の切削や安易な抜歯です。削りすぎや保存可能な歯の抜歯は口や歯の健康に害を与えます。度重なる削りすぎは抜歯を招き、抜歯は次の抜歯の呼び水となります。何本か抜歯すれば、加速度的に歯を失ってしまい、口の中がガタガタになってしまいます。

しかし、そのことを知って、削りすぎや不適切な抜歯から身を守ろうとしても、ことはそれほど簡単ではありません。なぜなら、過剰な切削や安易な抜歯に関しては、歯科疾患の特殊性や歯科医の診断能力と技量、多岐に渡る治療法の存在、歯科医院の経営、健康保険制度の制約などいろいろな要素が複雑に絡み合ってしまっているからです。そのようなもつれた糸を手がかりもなしに、いきなり解きほぐそうとしてもうまくいきません。

学校の勉強でもそうですが、応用問題を解くには基礎を固めておく必要があります。ご自身の口の健康を守るためには、歯の構造やむし歯の進行程度など歯科に関する基礎知識を理解することから始めるのがよいと思います。

歯の構造

歯の表面はエナメル質という硬い組織でおおわれています。エナメル質の下には象牙質が、その奥には俗にいう神経、歯髄《しずい》があります。歯の根（歯根《しこん》）の周囲にはセメント質があり、歯根膜を介して歯を支える歯槽骨《しそうこつ》とつながっています。歯槽骨は歯肉でおおわれています。

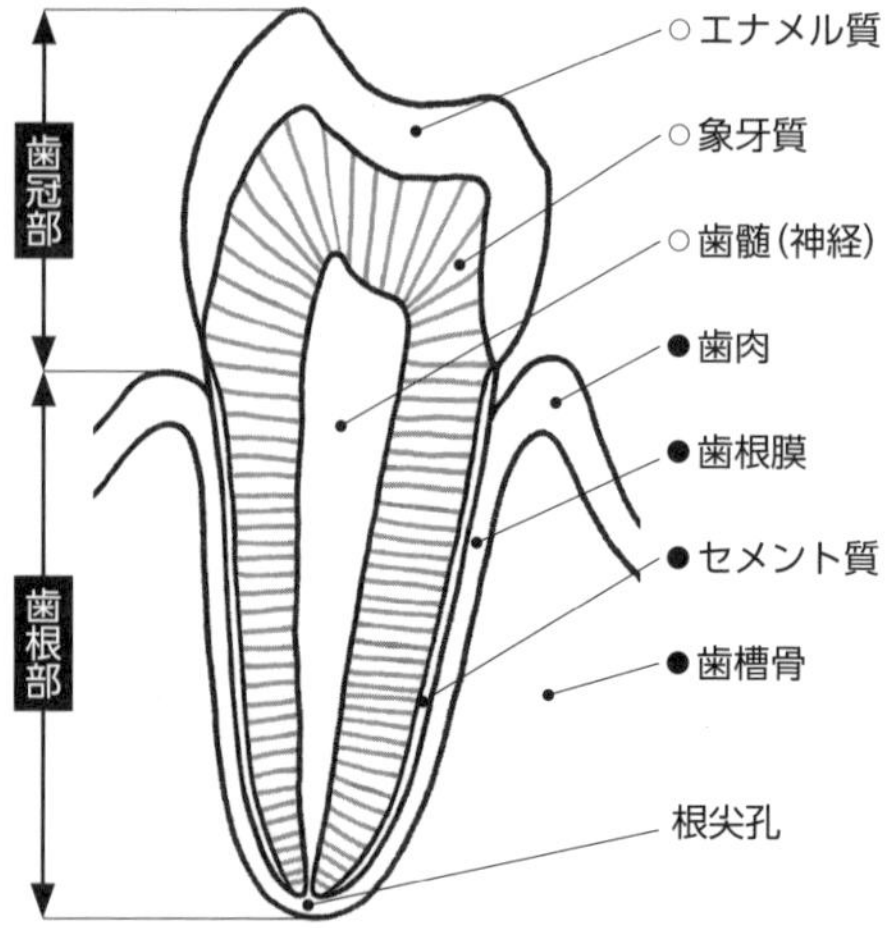

歯：
○エナメル質　○象牙質　○歯髄（神経）

歯周組織：
●歯肉　●歯根膜　●セメント質　●歯槽骨

むし歯の進行（C1〜C4）

むし歯はエナメル質がポチっと黒くなるものから始まって、大きな穴があき、神経に病変を引き起こし、さらに歯がほとんど崩れてかろうじて根が残っている状態にまで進行します。むし歯はその進行程度によってC1からC4にまで分類されています。C1はエナメル質むし歯、C2は象牙質むし歯、C3は神経にまでむし歯が達したもの、C4は歯冠部が崩壊して根だけになってしまったものです。

C0：エナメル質表層の白濁

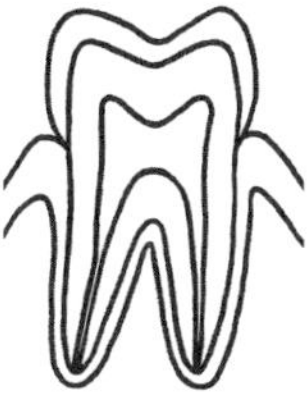

処置：経過観察

C1：エナメル質内のむし歯

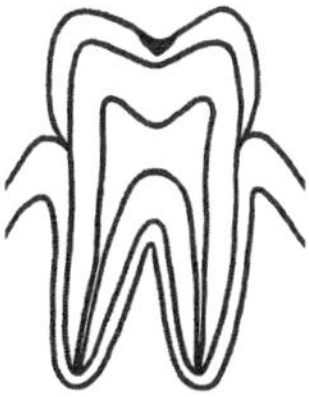

処置：経過観察、
予防充填

C2：象牙質のむし歯

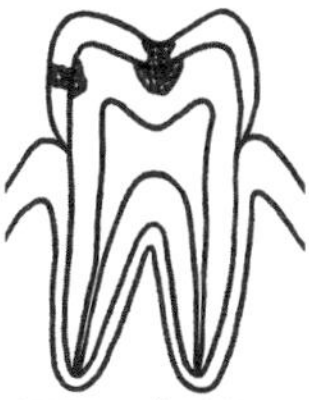

処置：レジン充填、
インレー修復

C3：神経に達したむし歯

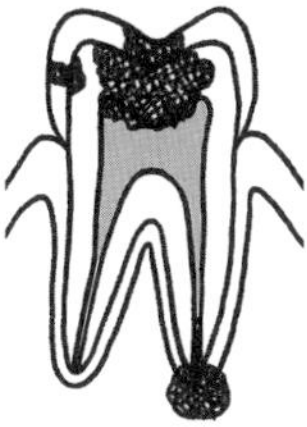

処置：根管治療－クラウン

C4：残根

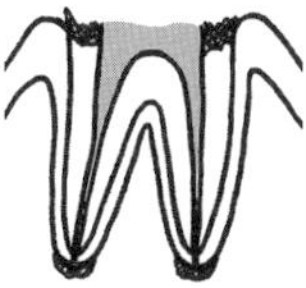

処置：抜歯－ブリッジ、
入れ歯、インプラント

エナメル質むし歯　C1

細菌の出す酸によってエナメル質が溶けてしまったのがエナメル質むし歯、C1の状態です。

エナメル質むし歯になると歯が黒くなって小さな穴があきます。

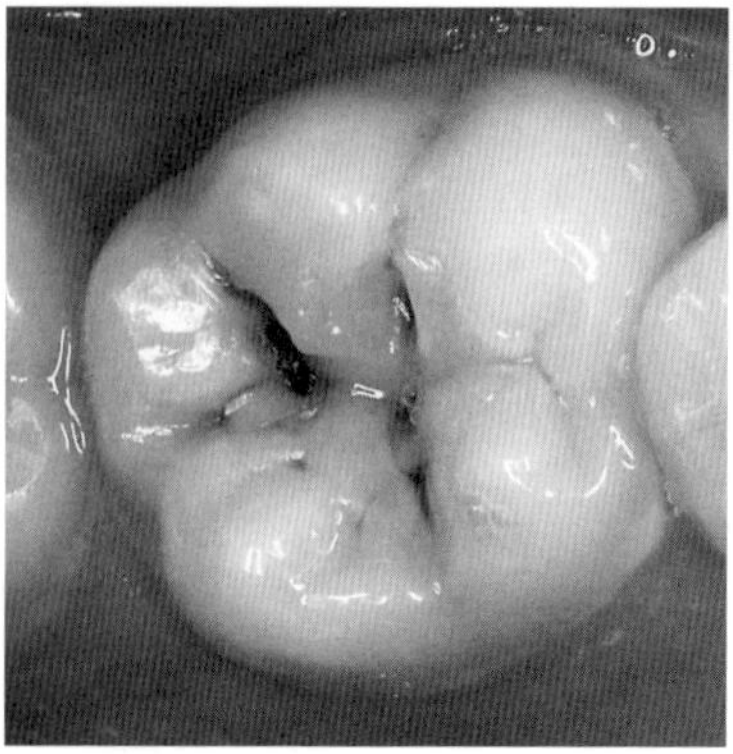

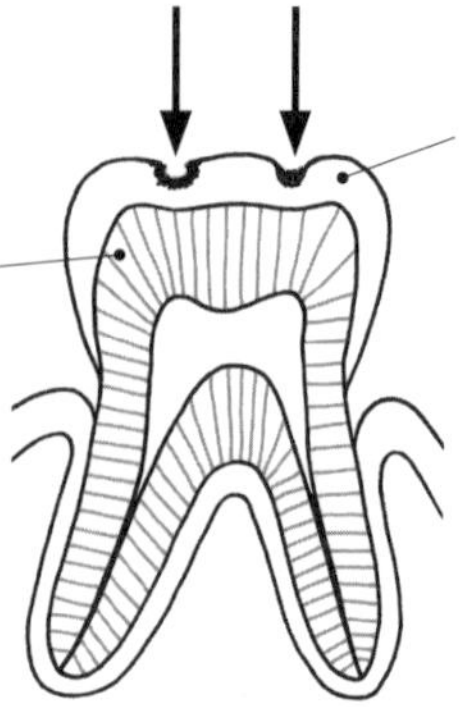

C1　エナメル質むし歯

エナメル質むし歯は削らない

エナメル質むし歯はそれほど急速に進行しません。

次の図をご覧ください。左上の大臼歯部の写真を初診から9年後まで並べてみました。初診から9年が経過しても、むし歯の範囲や黒さにそれほど変化がないことがお分かりいただけると思います。したがって、エナメル質むし歯はあわてて削る必要はないということになります。

エナメル質むし歯

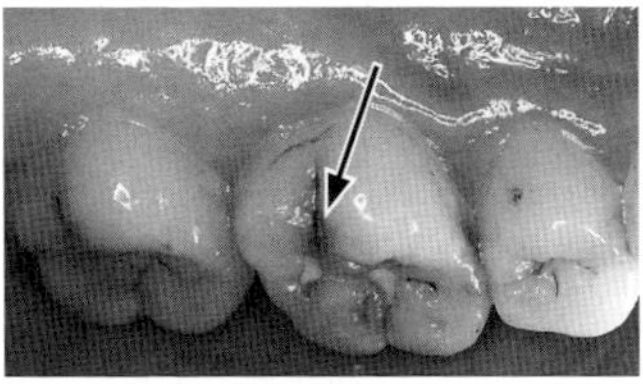

初診時

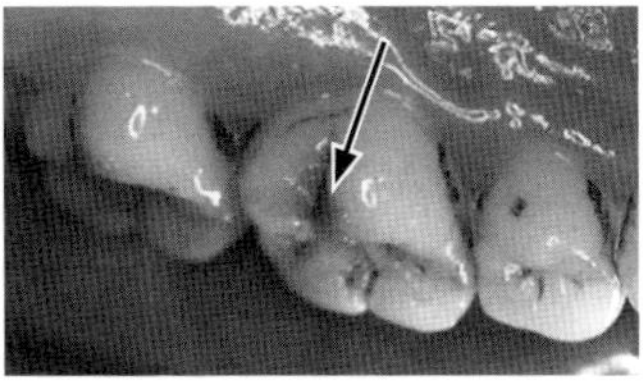

2年後

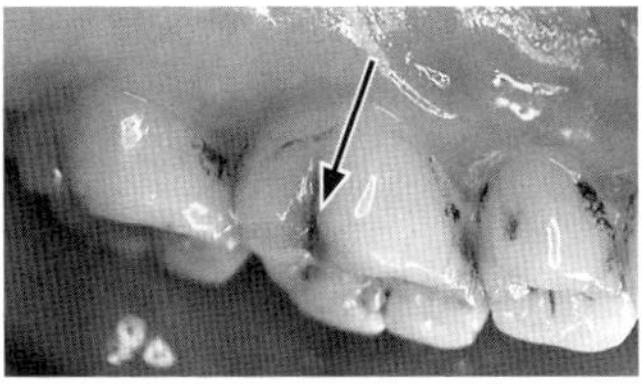

4年後

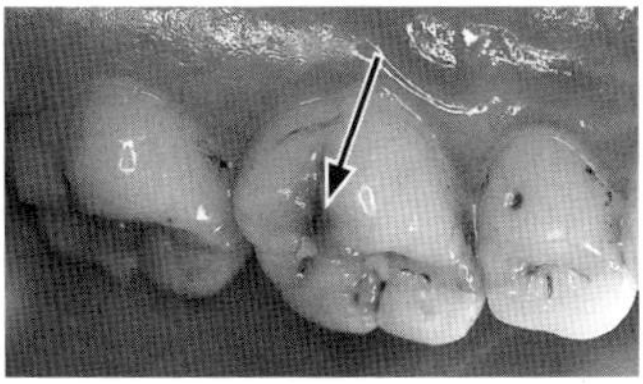

9年後

むし歯を削る弊害

エナメル質むし歯はそれほど急速に進行しないとはいえ、むし歯が小さくなることはありません。したがって、エナメル質むし歯が小さなうちに治療した方がよいという考え方もあります。しかし、エナメル質むし歯を削ってしまうことには弊害があります。一つはむし歯を削り取るときに健康歯質も削り取ってしまうということ、もう一つは「二次う蝕」発生の機会を増加させるということです。


「すみません、むし歯がないかどうか検診してください」

「はい。あー、小さなむし歯ができていますねぇ。治しておいた方がいいですよ」

「お願いします」

キュイーン、キュイーン、グィーン、グィーン、

「はい、口をゆすいでください」

うがいの最中に治療している歯をそっと舌で触ってみると、

(あれぇー、すっごいおーきな穴があいてる。大丈夫かなぁ……)

そんな体験をしたことはないでしょうか?

予防拡大

21世紀の現代になっても、むし歯だけを選択的に除去する技術は開発されていません。レーザーやむし歯を溶かすといううたい文句の薬剤も、臨床的にはそれほど効果はありません。したがってむし歯をきちんと除去しようとすれば削るしか方法はないので、どうしても歯の健康な部分を削らなくてはならなくなってしまいます。

次の写真の歯の表面に黒くついている筋がむし歯です。このむし歯を治療するときに、歯科医はどのように歯を削ると思いますか？　A、B、Cのうちから選んでください。

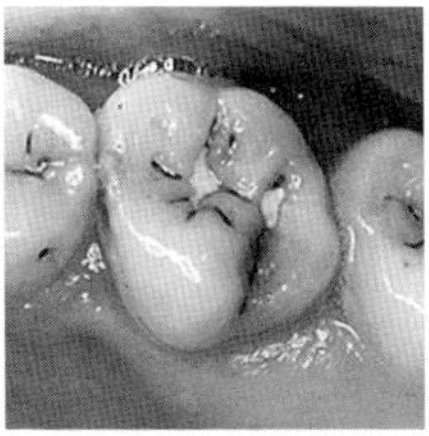

黒い筋すべてがむし歯。

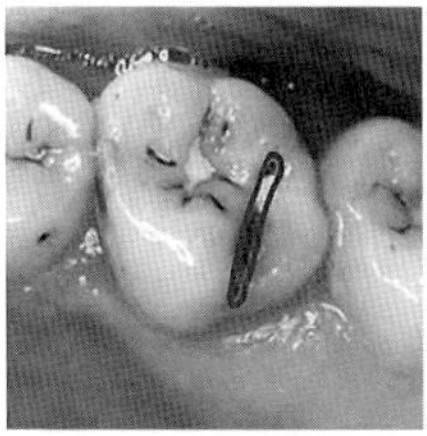

A：深い溝だけ削る。

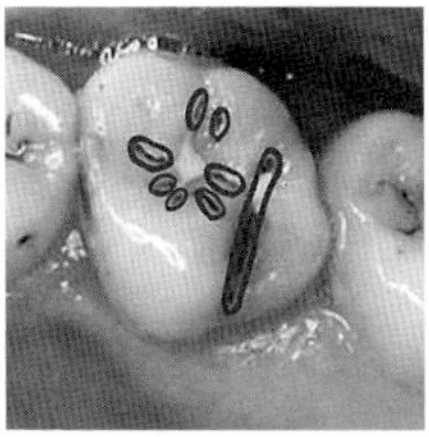

B：むし歯をすべて削る。

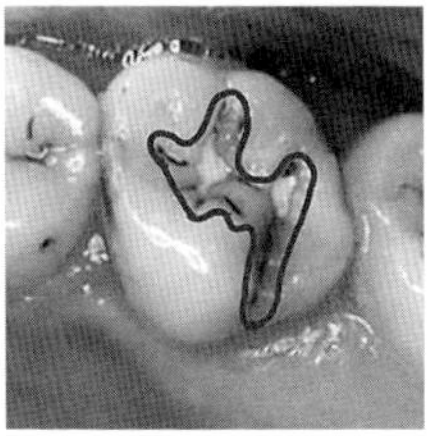

C：溝をすべて削る。

正解はCです。

こんなに削るのか、と驚かれたのではないでしょうか。

Cの図はインレーという詰め物で修復をするときの削り方で、予防拡大という概念に基づいて切削されています。

予防拡大というのは、むし歯治療をする際に歯の溝はすべて削ってしまう、という原則です。溝を残したまま修復物を装着すると、溝と修復物の継ぎ目に段差ができてしまいます。歯と修復物がスムーズに移行していないと、そこからまたむし歯を発生してしまう怖れがあるので、それを防ぐために不適合になる部分はあらかじめ削って、修復物の辺縁を歯にピッタリ適合させようというのが予防拡大の基本的な考え方です。

近年、レジン充填では歯との接合部の接着力が向上したので、それほど予防拡大にこだわりませんが、インレー修復では予防拡大の原則に則って歯を削ることが必須と考えられています。小さなむし歯の治療なのに驚くほど大きな穴をあけられてしまうのは、そのせいなのです。

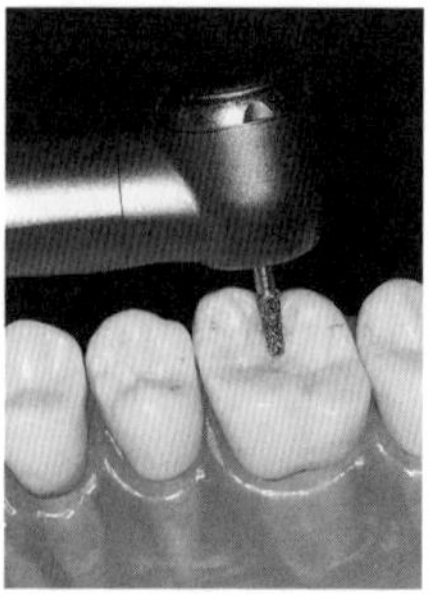

インレーを削るときの器具(タービンとバー)。バーが意外に太いことが分かる。むし歯が小さくてもバーの直径分は削られてしまうので、大きな穴があいてしまう。

二次う蝕

予防拡大はインレーと歯の境目にむし歯ができてしまうことを予防するために行うわけですが、予防拡大をしても治療した歯に、またむし歯ができてしまうことがあります。このような修復物の内部や周囲に再度できてしまったむし歯を「二次う蝕」といいます。

二次う蝕の治療しようとすれば、最初の治療と同様にまた健康な歯を削らなくてはなりません。次の図ではインレーと歯との境目にごく小さな二次う蝕ができているのが確認できます（①）。あるとき、インレーが取れてしまったのでその穴を見ると、インレーの底にまで二次う蝕が広がっていました（②）。二次う蝕を除去して新しいインレーを装着しましたが、むし歯を除去するときに、ある程度健康歯質を除去せざるを得ませんでした（③）。

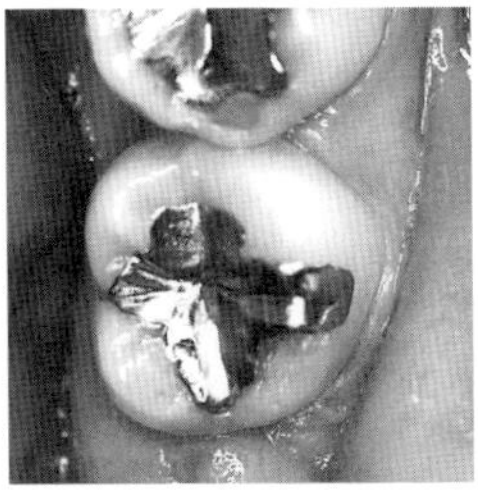

①インレーとの境目に二次う蝕ができている。

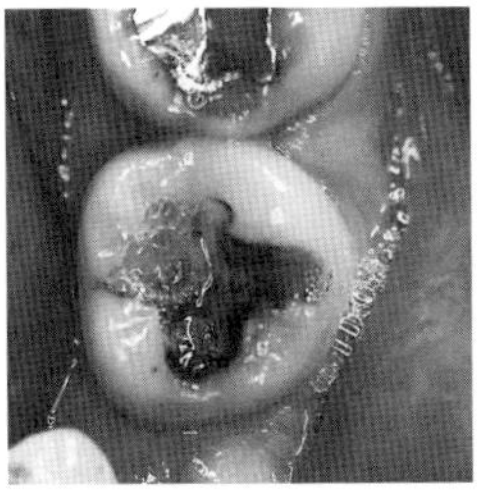

②インレーが脱落した穴に黒く二次う蝕が広がっている。

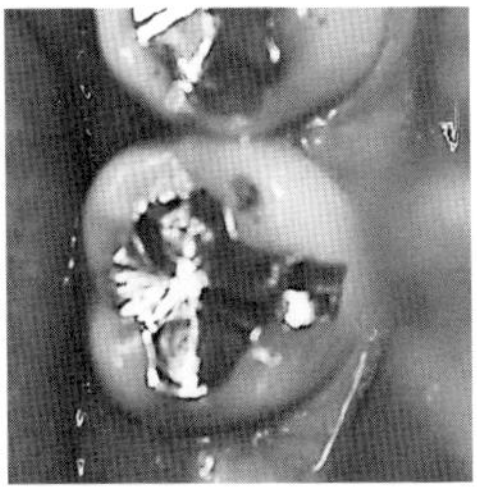

③新しいインレーは前のものより大きくなってしまう。

削らないむし歯、削るむし歯

「先生、ここにむし歯ができちまったみたいだから、削ってください。エナメル質全部スパッとやっちゃってください。なんなら神経もついでに取ってください」

などと言う人はまずいません。

「歯医者に行くたびに、削られちゃって、どんどん歯がなくなってしまうんですよ。なんかこう、なるべく削らないでお願いできないでしょうか。ええっ、削らなくちゃムリ⁉︎　なんとかなりませんかねえ、歯は削るなと言うのがおばあちゃんの遺言なんで……」

というように歯を削られたくない人がほとんどです。

同じようにみえるむし歯でも、削らなくてはいけないむし歯と削らなくてもよいむし歯があります。エナメル質むし歯は削る必要はありませんが、象牙質むし歯はたとえおばあちゃんの遺言にそむいてでも、軟化象牙質を徹底的に削り取らなければなりません。

しかし、削らなくてはいけないむし歯と削らなくてよいむし歯の判別は、口で言うほど簡単ではありません。エナメル質むし歯と象牙質むし歯は、基本的には探針という器具やレントゲン写真を参考にして判別しますが、年齢やむし歯のあり方、その人の生活なども判断の材料になるので、術者の経験や技量とともに患者さんと歯科医のコミュニケーションが重要になります。

探針でむし歯の進行具合をチェックする

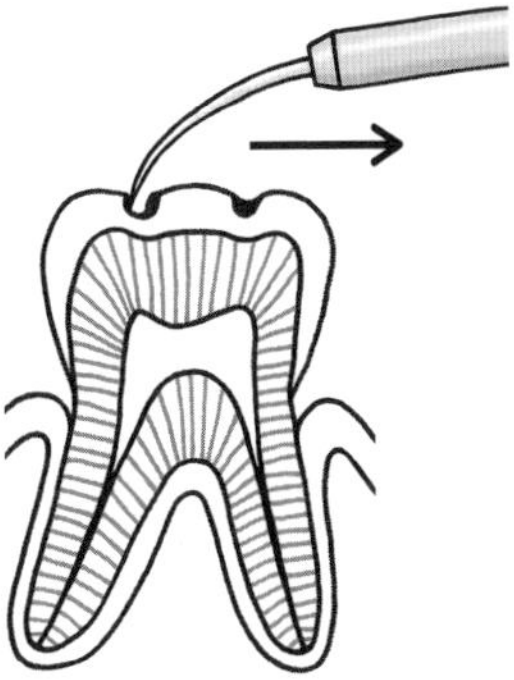

エナメル質むし歯は探針が引っかからずに抜けてしまう。

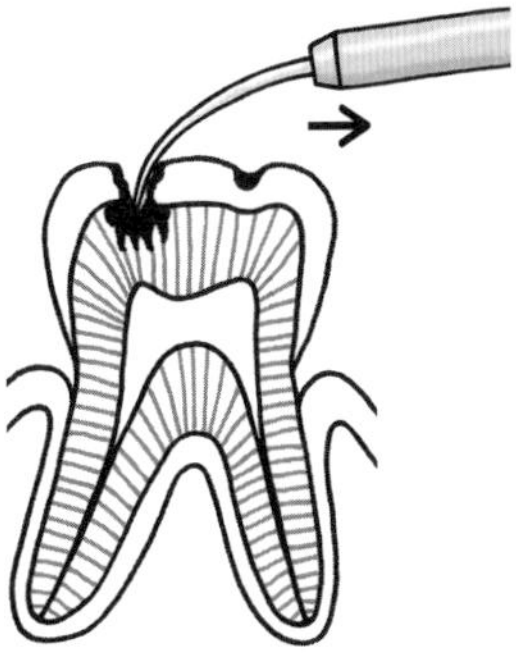

象牙質むし歯は探針が引っかかって抜けてこない。

象牙質むし歯　C2

C1のエナメル質むし歯が進行すると、象牙質に細菌が侵入して象牙質むし歯になります。この状態がC2です。

象牙質には象牙細管《さいかん》という細い管があり、その末端には歯髄から神経が少し入り込んでいます。むし歯ができると、この象牙細管を通じて神経が刺激されるので、しみたり痛んだりするようになります。進行速度の遅いむし歯は黒くなることが多いのですが、進行の速いむし歯は着色せずにどんどん進行します。

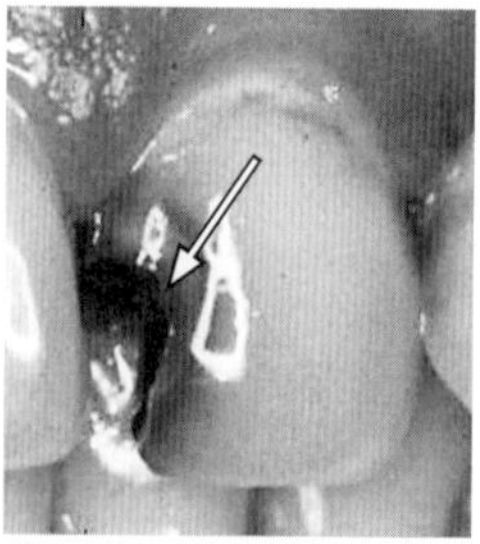

進行した象牙質むし歯(⇦)。

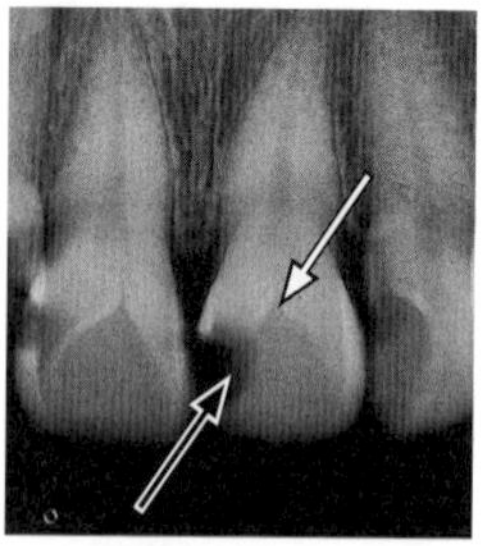

むし歯の深い所（⬅）が歯髄(⇦)に近接している。

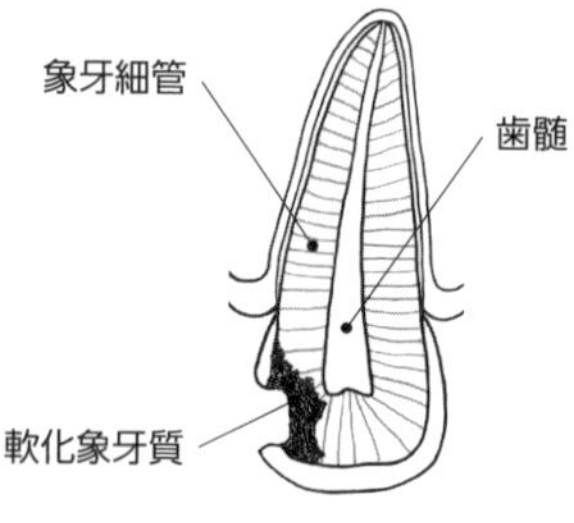

象牙細管の奥には神経が入り込んでいる。

軟化象牙質

細菌に侵された象牙質は、細菌の出す酸によって歯が溶けて軟らかくなってしまいます。この病変組織を軟化象牙質と呼びます。象牙質むし歯の治療ではこの軟化象牙質を徹底的に除去することが必要になります。むし歯の穴を耳かきのような手用の器具（エキスカベーター）やエンジンにつけたバーで除去します。

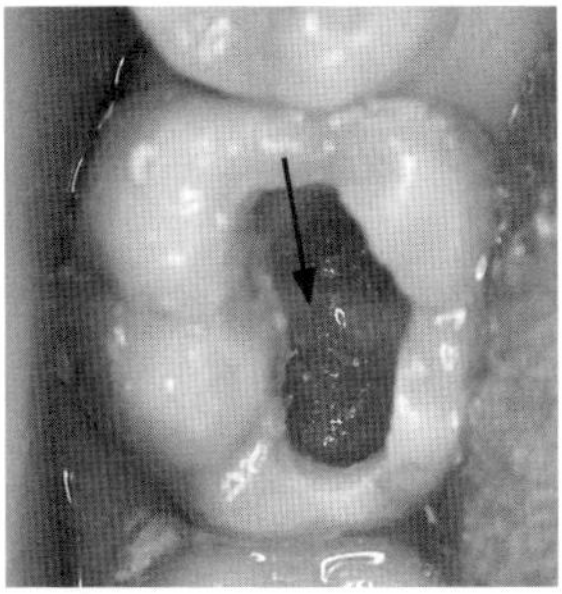

むし歯の穴は軟化象牙質でおおわれている。

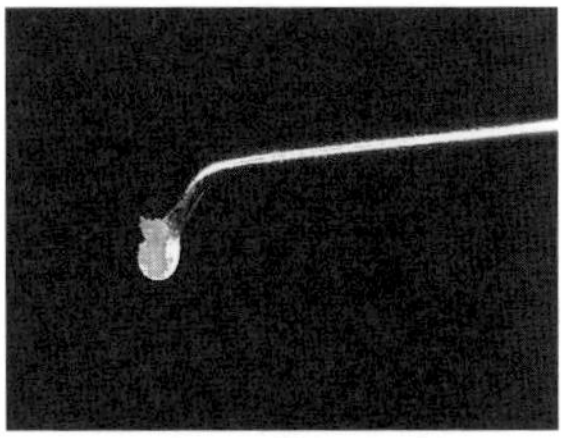

スプーンエキスカベーターと削り取られた軟化象牙質。

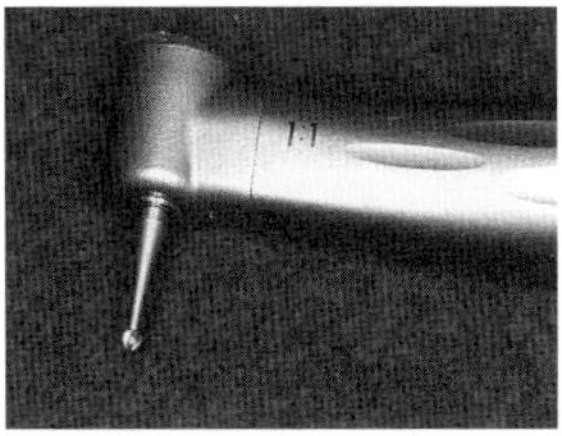

切削用回転器具とそれに取り付けられたバー。

象牙質むし歯は中で広がる

第一大臼歯の表面にポツンと小さな穴があいていました。探針を入れると引っかかるので、治療が必要なむし歯だと判断しました。麻酔をして削っていくと、薄いエナメル質があっという間に崩れ落ちて中に大穴があいていました。軟化象牙質を除去すると、神経ぎりぎりまでむし歯になっていました。象牙質むし歯は中で大きく広がっているのが特徴です。

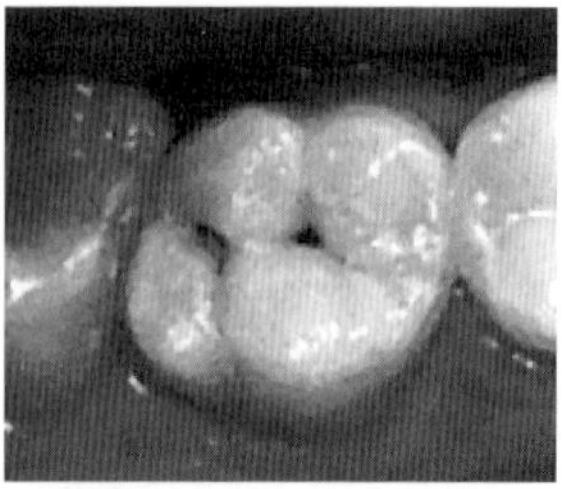

①小さな穴があいている。

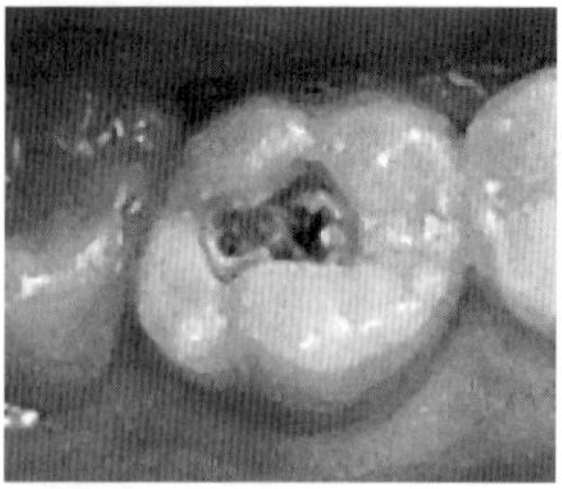

②遊離エナメル質を少し削るだけで大きなむし歯が出現した。

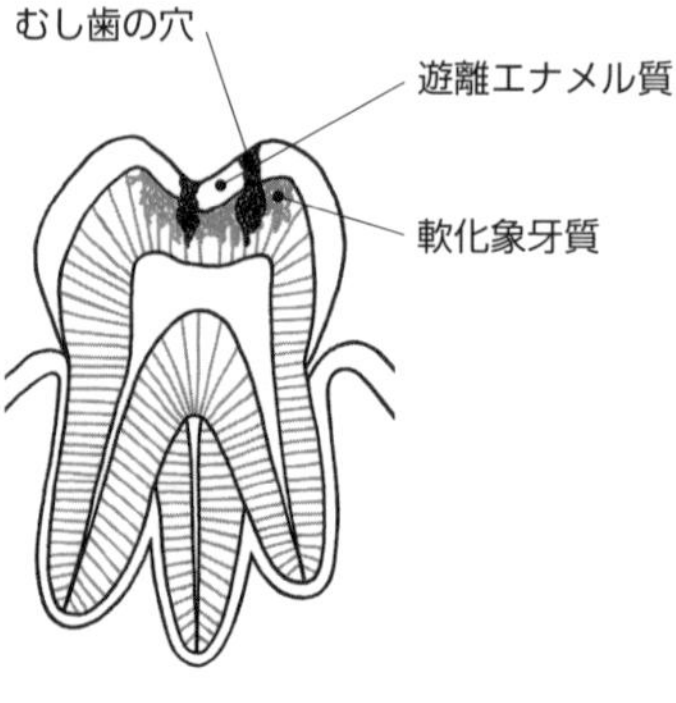

むし歯は象牙質に入ると急速に広がる。

むし歯を除去するためエナメル質は削る

むし歯が歯の中で大きく広がっているときは、象牙質の支えのないエナメル質（遊離エナメル質）を取り去らないと軟化象牙質をすべて除去することはできません。この症例のような場合、エナメル質を除去すると情けないくらい大きな穴があいてしまいますが、仕方ありません。遊離エナメル質を除去し、むし歯の全貌が確認できる状態にして、むし歯顕示薬で軟化象牙質を染め出します。むし歯の穴が染まらなくなったことを確認して、充填処置を行います。

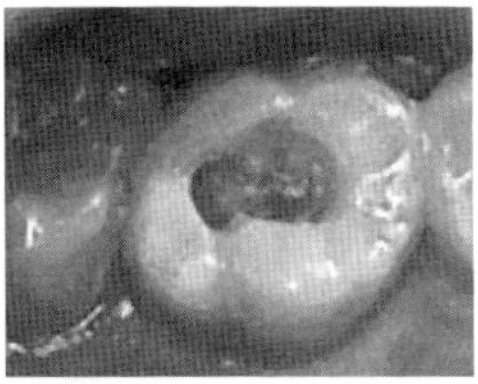

①遊離エナメル質をすべて除去する。

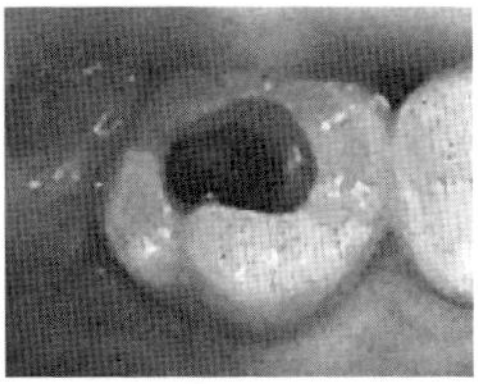

②むし歯顕示薬で染め出す。

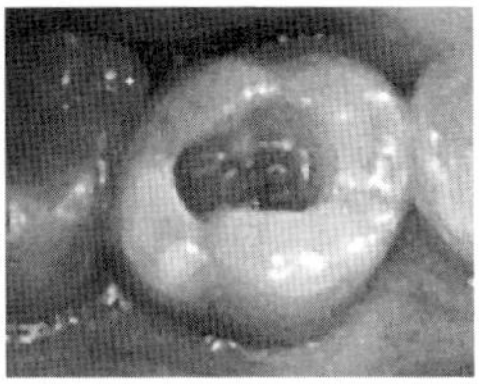

③着色しなくなるまで削り取る。

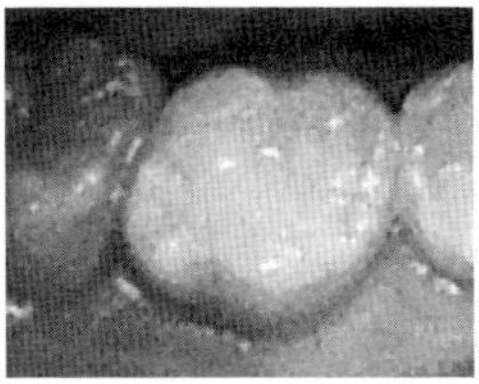

④軟化象牙質をすべて除去して充填する。

穴もない、黒くもないのにむし歯

むし歯はほとんどの場合、肉眼で見つけられますが、なかには見つけられないむし歯も存在します。それが、隣接面《りんせつめん》むし歯です。隣接面むし歯は歯と歯の間にできるむし歯なので、エックス線写真でその有無を確認します。

38歳の女性です。奥歯に違和感があるということで来院しました。口の中は①のようでした。むし歯の穴も黒くなっているところも見つかりませんが、エックス線写真で歯と歯の間の黒くなっているところが見つかりました。この部分がむし歯です（②）。

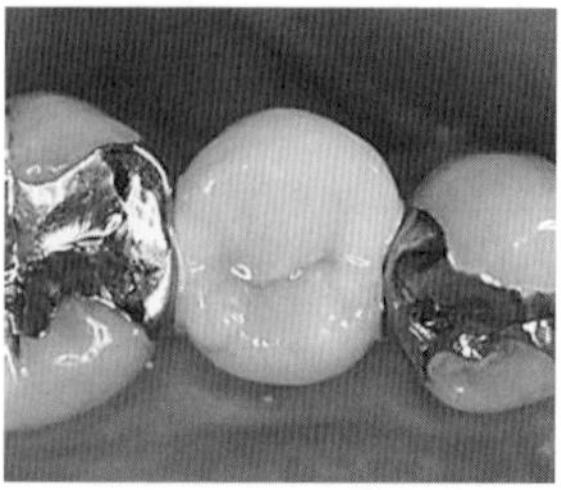

①見た目にはむし歯があるようには見えない。

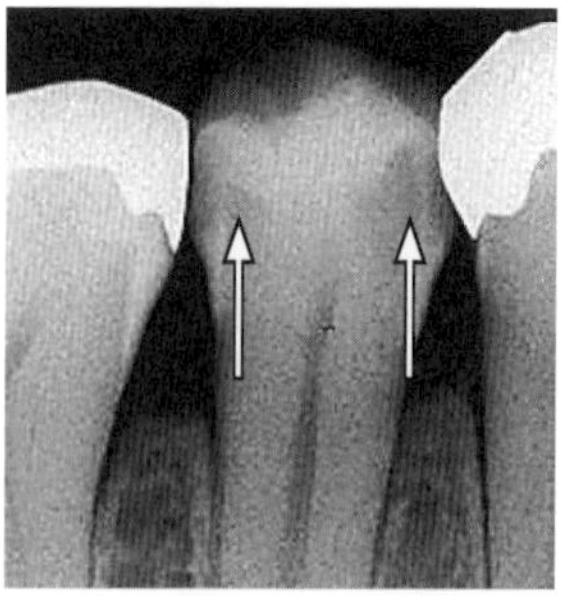

②エックス線写真で歯と歯の間が黒くなっているのが分かる。この部分がむし歯(⇦)。

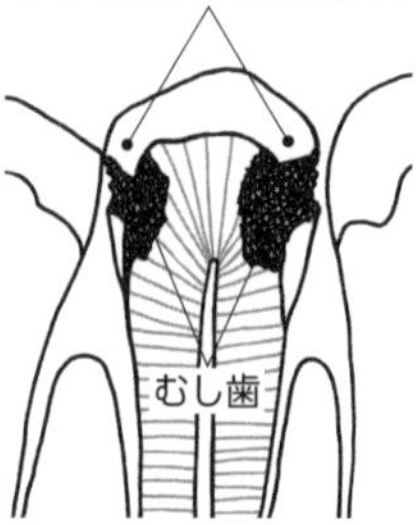

むし歯をおおっているエナメル質を少し削ると、その下に大きなむし歯が姿を現しました（③）。軟化象牙質を徹底的に除去して（④）レジンを充填しました（⑤）。

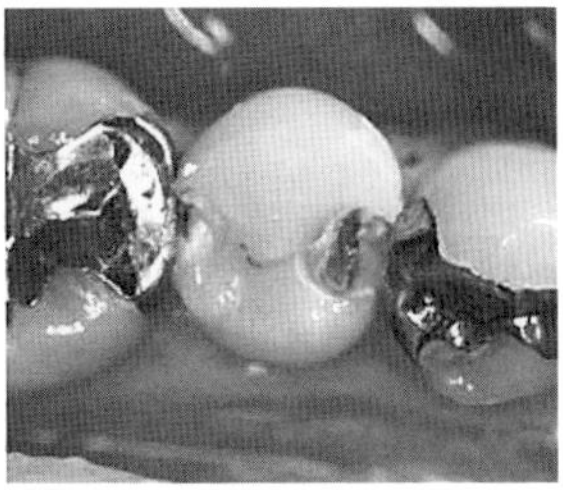

③遊離エナメルを除去するとむし歯が広がっている。

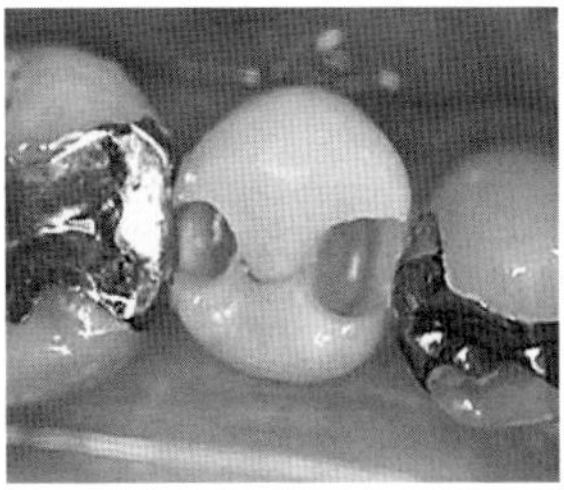

④軟化象牙質を除去する。

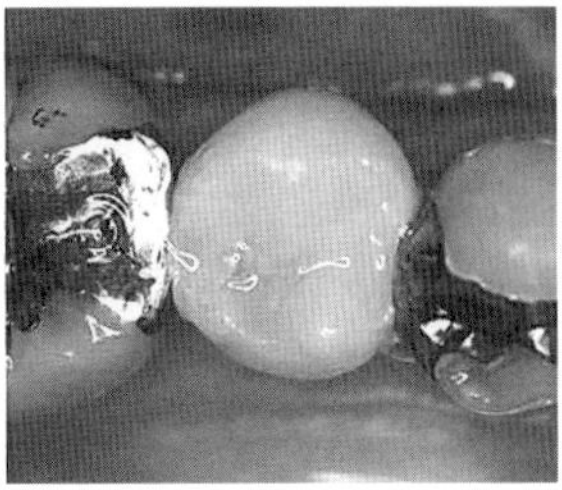

⑤レジン充填を行う。

充填処置

象牙質むし歯の治療で軟化象牙質を除去してできた穴は、詰めたりかぶせたりして修復します。歯の全周にわたってむし歯ができているなど、何か特殊な事情があるときはかぶせることもありますが、一般的にはレジンかインレーを詰める処置を行います。

むし歯を取り除いた穴にレジンやセメントを詰めることを充填処置といいます。象牙質むし歯の処置としてはもっとも一般的です。インレーというのは歯を削って型を取り、口の外で修復物を作り、それをセメントでつける修復方法です。

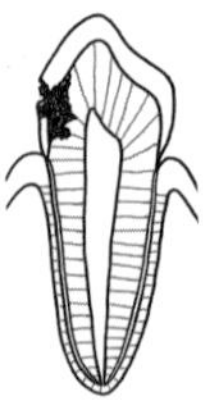

①象牙質むし歯。

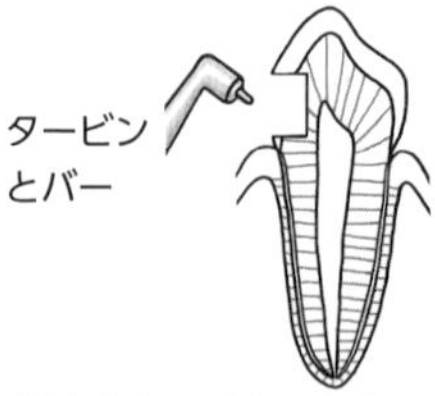

②軟化象牙質を除去して、穴の形を整える。

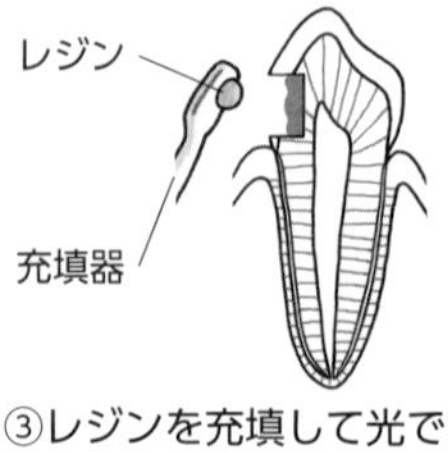

③レジンを充填して光で固める。

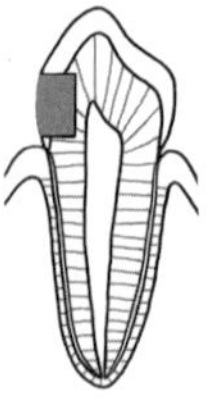

④レジンの形態を修正して終了。

ドックベストセメント、3mix（スリーミックス）

「なるべく削らない」ということで、ドックベストセメントや3mix（スリーミックス）などの薬剤を推奨する歯科医院があります。

ドックベストセメントや3mixは、むし歯の深い部分には触らずに金属イオンの作用や3種類の抗生物質の薬効でむし歯菌の活性を抑え、軟化象牙質の削除量を少なくしようとする試みです。むし歯治療の基本は軟化象牙質を徹底的に除去することです。しかし、ドックベストセメントや3mixは、軟化象牙質の細菌の為害作用が完全に取り除けているのかどうかの確認はできません。したがって、往々にして治療が中途半端になってしまっていることも多く、細菌を除去しきれず歯髄炎を起こしてしまった症例や、歯髄壊死により膿瘍を形成してしまったケースにしばしば遭遇します。

ドックベストセメントも3mixも日本では認可されていない薬剤で、保険診療の適用を受けていません。したがって、これらの治療は自費治療ということになります。一部の歯科医これらの薬剤を推奨しているのはこの辺にも理由があるのではないか、と私は考えています。

抜髄《ばつずい》か？　歯髄保存か？

神経を取る処置のことを専門用語では抜髄といいます。

抜髄をする第一の決め手は患者さんの自覚症状です。放っておいてもズキズキ痛む場合は残念ながら抜髄です。一過性に冷たいものがしみるくらいでは抜髄の必要はありませんが、しみた後、何分間か症状が残る場合は黄色信号です。

第二の決め手は軟化象牙質を完全に除去し終えたときに、歯髄を健康な象牙質がおおっているか否かです。むし歯を除去して歯髄が露出してしまった状態を露髄《ろずい》といいます。露髄してしまった場合、基本的には神経を取った方がよいと考えられています。

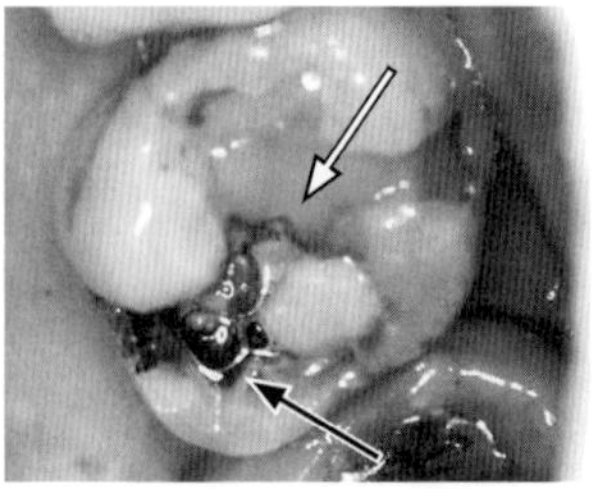

①レジン充填の一部が取れてしまい(⇦)、中でむし歯が広がっている(⬅)。

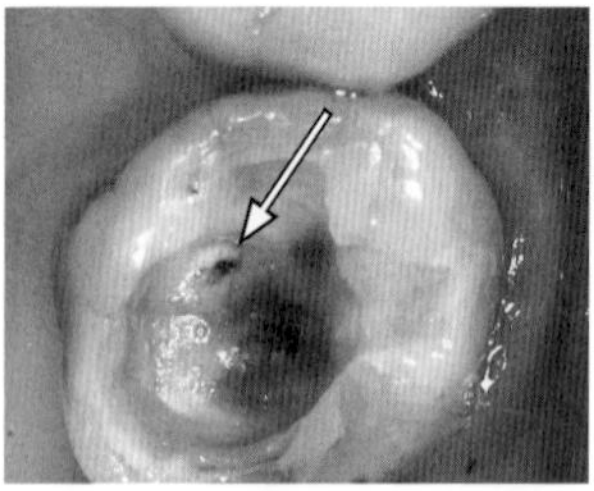

②軟化象牙質を除去すると、露髄してしまった。露髄すると出血して赤いスポットとなる(⇦)。

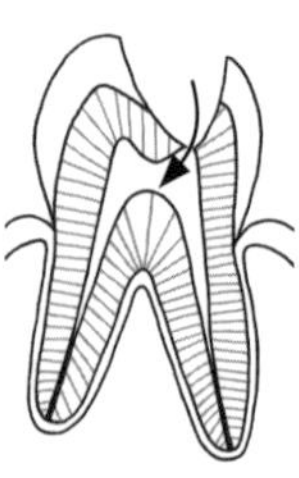

露髄してしまった場合には、歯髄に細菌が入り込んでいる可能性が高いので抜髄した方がよい。

神経にまで達したむし歯　C3

象牙質の奥は神経のある部屋で、歯髄と呼ばれています。歯髄にまでむし歯が到達したものがC3の状態です。C2まではむし歯を除去して詰めれば治療は終わりですが、C3になると抜髄をして、根管治療を行う必要があります。

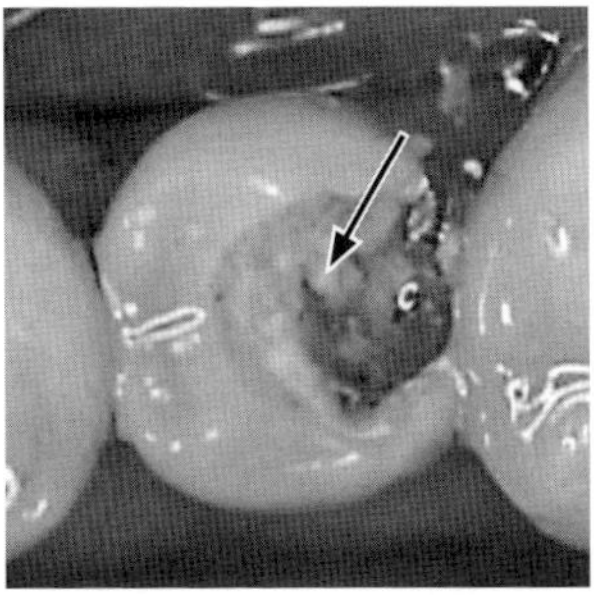

①むし歯は、見ただけでは歯髄にまで達しているかどうか分からない。

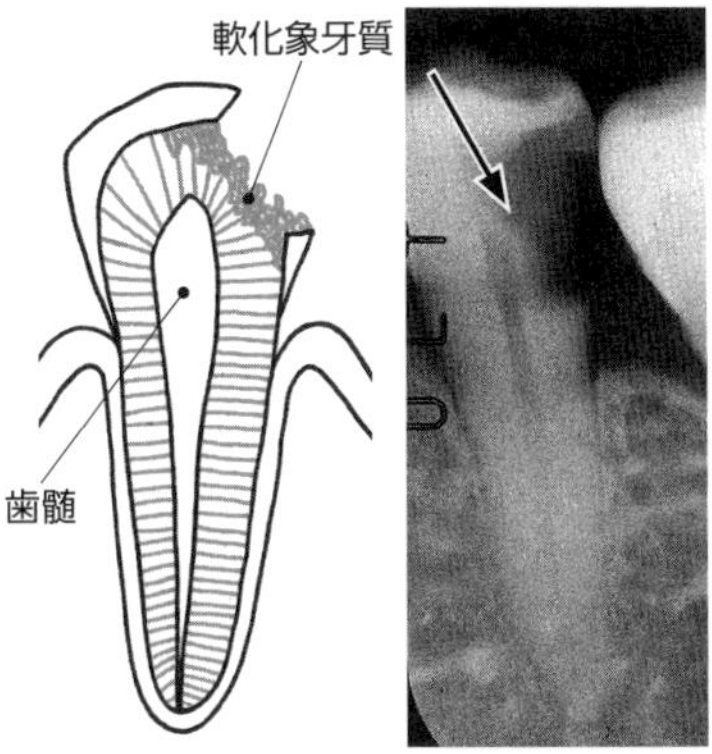

エックス線写真でもむし歯が歯髄に達しているか否かは判断できないことも多い。この写真では健康歯質があるようにも見える（⬅）が、軟化象牙質は歯髄にまで達していた。

根管治療

根管治療には大別して、抜髄処置と感染根管処置があります。

抜髄

抜髄というのは歯髄が化膿したり、変性したりしたときに、それらの病変歯髄を取り去る処置です。前頁の①のむし歯は軟化象牙質がむし歯の奥深くまで広がっており、歯髄と交通していたので抜髄して根管治療と修復処置を行いました（②）。

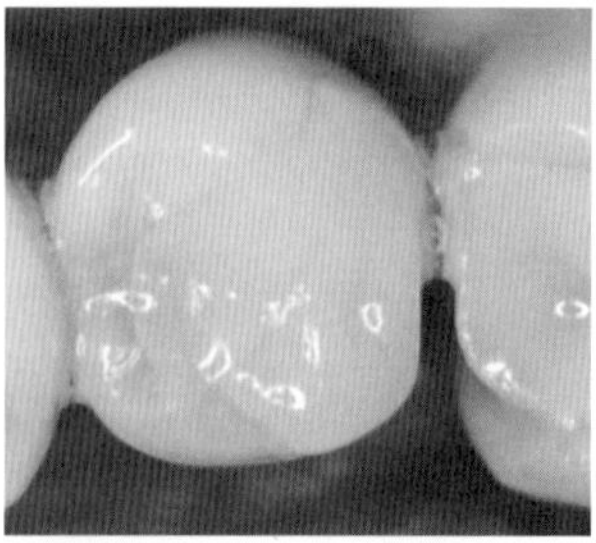

②神経を取ってしまった歯は全部被覆冠（フルクラウン）で補綴するのが一般的。この症例は歯の色をした部分被覆冠（オンレー）で修復した。

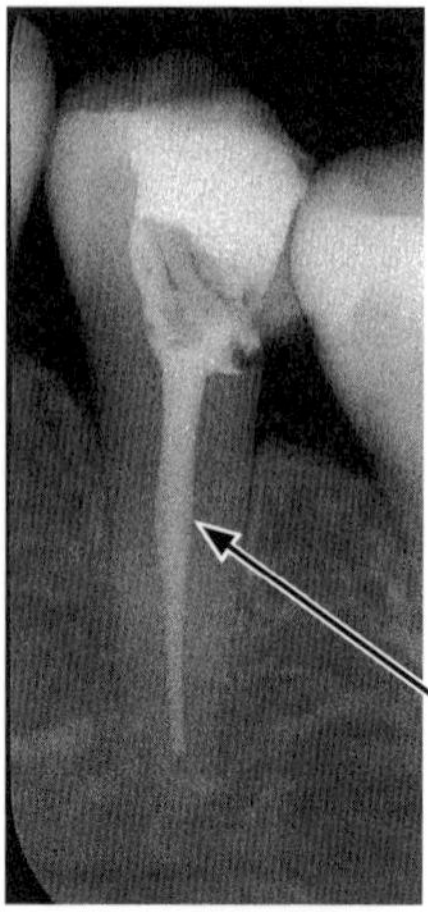

抜髄して根管を清掃した後はガッタパーチャ根充という天然樹脂で根管充填を行う。根管充填の材料は造影性（エックス線写真で白く映る）がある。

感染根管治療《かんせんこんかんちりょう》

感染根管とは、歯髄が壊死《えし》、壊疽《えそ》を起こし、感染が根管壁の象牙質にまで及んだ状態をいいます。根管内の感染物質は根の先から歯根の周りの組織を刺激するため、根尖性《こんせんせい》歯周炎が引き起こされることもあります。

根尖性歯周炎は根管内の感染物質や、汚染された象牙質を除去することで治すことができます。この処置を感染根管治療といいます。

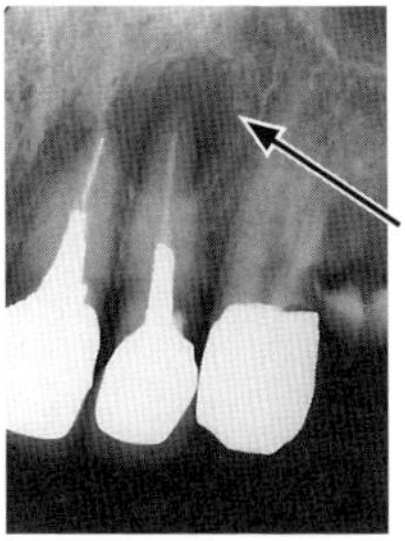

①側切歯の根の先端を取り囲むように丸い透過像（黒い部分）が認められる。これが根尖性歯周炎。

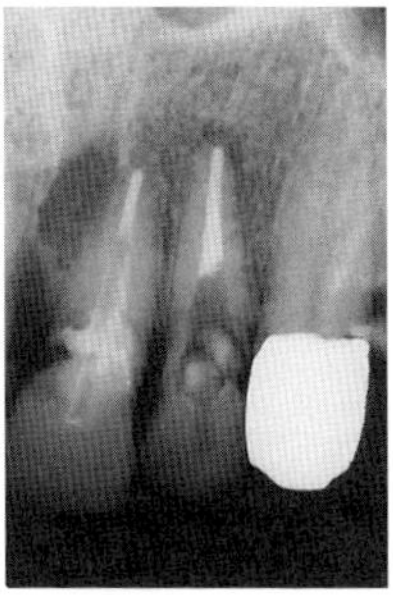

②根管充填して３年後、黒い像はほぼ消えてきた。

膿瘍《のうよう》

根管治療をせずに感染根管のまま放置していたり、根管治療がきちんとできていなかったりすると、根の先に根尖性歯周炎ができて化膿してしまうことがあります。この膿は瘻孔《ろうこう》（フィステル）という管を通って外に排出されて歯周膿瘍を形成します。

膿瘍は歯肉がプクッと腫れ上がった状態になり、大きさはマッチの頭くらいのものから直径1センチ以上に膨れ上がるものまであります。急性期には激痛を伴い、顔が腫れ上がってしまうような事態になってしまうこともあります。歯周膿瘍は感染根管由来のものだけではなく、歯周炎や歯根破折でも形成されます。

膨れ上がった膿瘍の中には膿が溜まっています。膿は白血球のうちの顆粒球《かりゅうきゅう》（好中球《こうちゅうきゅう》）が炎症巣内で、脂肪変性に陥ったものが主成分です。顆粒球（好中球）は貪食といって、細菌を細胞内に取り込んで消化分解する役割を担っています。この作用を終えた顆粒球の残骸が溜まったものが膿となるわけです。つまり膿瘍ができるということは、身体の中に入り込もうとする細菌と、それを防ごうとする好中球が戦った結果ということになります。

根尖性周囲炎による膿瘍の形成

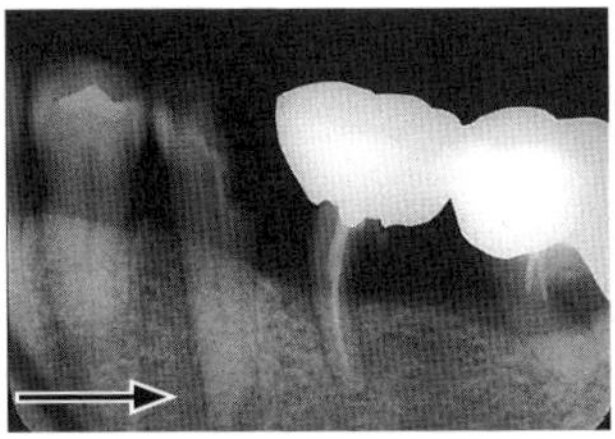

①根管が汚染されて根の先端に透過像を認める（⬅）。

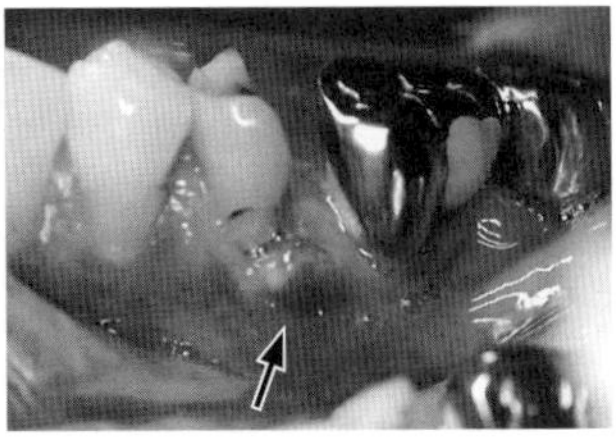

歯の根元に膿瘍を形成している（⬅）。

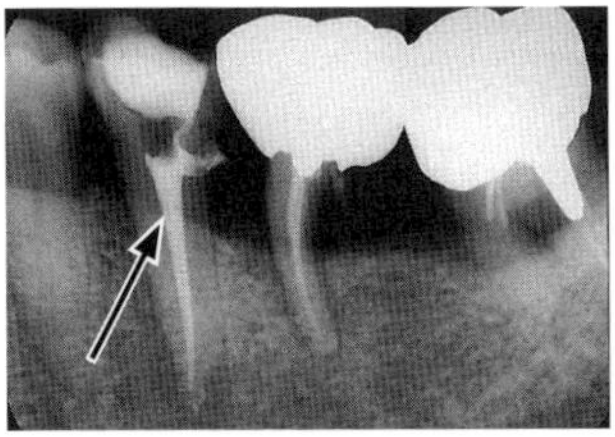

②根管治療を行った。根管が根充剤（白い不透過像）で満たされている（⬅）。

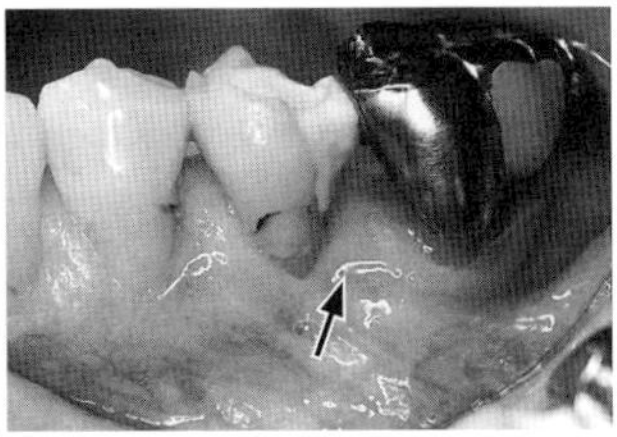

歯の根元の膿瘍は消失した（⬅）。

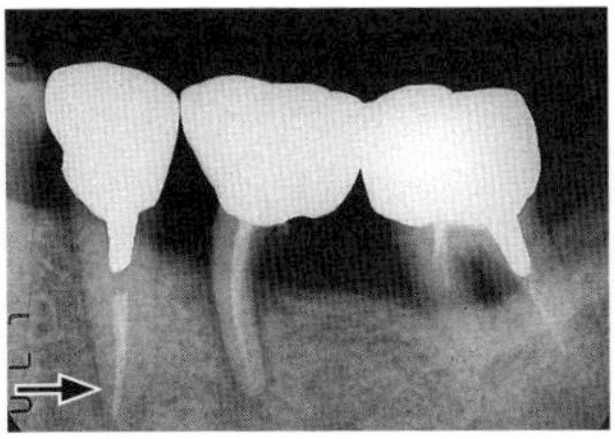

③１年後、透過像はほぼ認められない（⬅）。

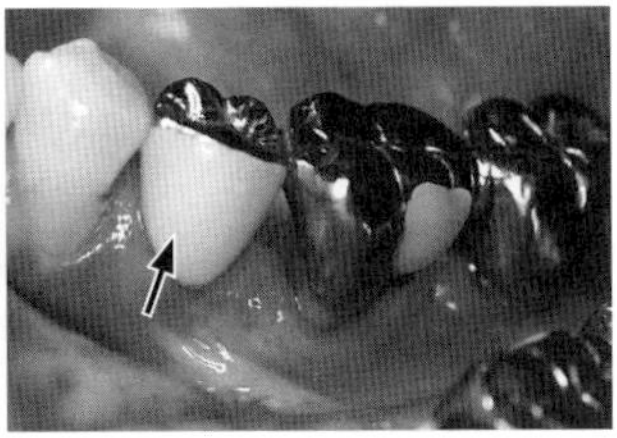

根管治療後は全部被覆冠で修復した（⬅）。

激痛を伴う膿瘍形成

同じ根尖性周囲炎による膿瘍形成でも、激痛を伴う場合もあります。根管治療が不十分なままで補綴物を装着してしまったときなどに起こることが多いようです。この場合、頬やあごが、大きく腫れ、顔貌までも変わってしまうほど膨れ上がってしまうこともあります。

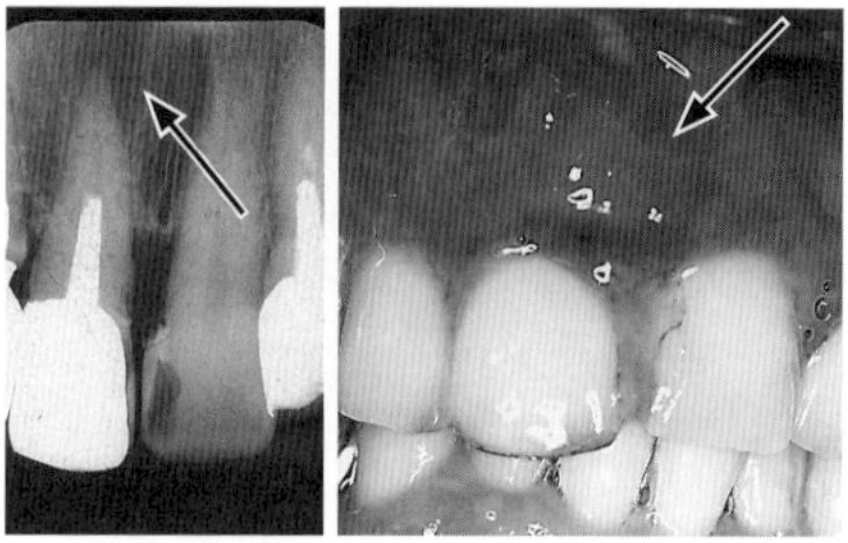

①前歯の歯肉が腫れ上がってしまい激しく痛む。エックス線写真で歯根の先端に病変が認められる。

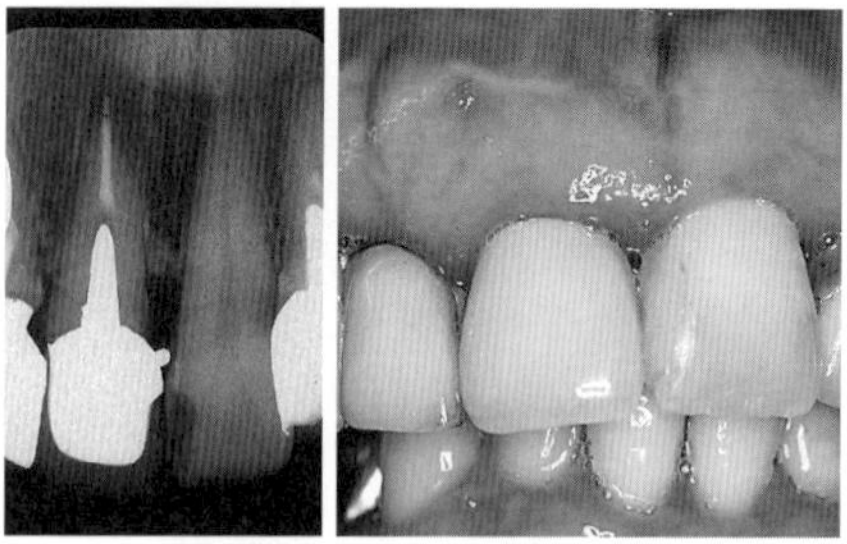

②かぶっていたクラウンを外し、根管治療を行った。処置後、二度と腫れることはない。

根管治療の進め方

抜髄のときも感染根管の場合も、根管治療の手技はほとんど変わりません。

病変組織除去の障害になる遊離エナメル質を削り取り、軟化象牙質をすべて除去します。軟化象牙質を取り残してしまうと、二次う蝕の大きな原因となります。根管の細かいところはファイルという器具を使って病変組織を取り除き、根管壁の汚染された象牙質を削除します。根管の清掃が終わった後は、ガタパーチャという天然樹脂を充填して根管治療を終了します。

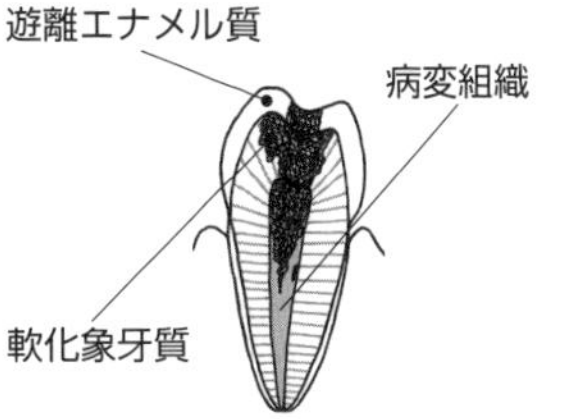

①むし歯が歯髄にまで達すると歯髄に病変を起こすとともに、根管壁も汚染されてしまう。

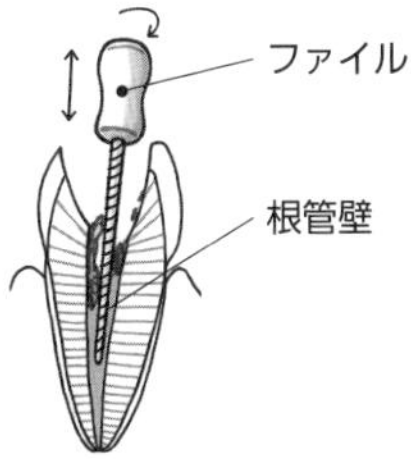

②病変組織をファイルという器具を使って取り除く。

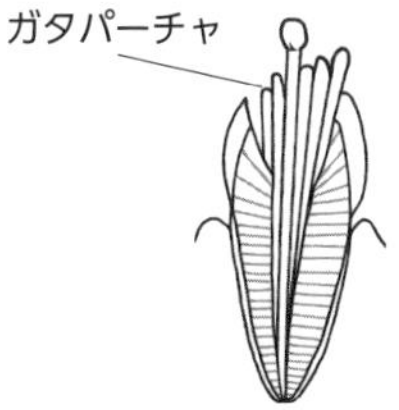

③細い棒状のガタパーチャを根管に緊密に充填する。

歯根だけになってしまったむし歯（残根《ざんこん》）C4

さらにむし歯が進行して、歯の口の中に出ている部分（歯冠部歯質）が崩壊して根だけの残根状態になってしまったのがC4です。

C4の状態になると、抜歯を選択する歯科医が多くなります。補綴物を装着しても保持する歯質が少ないので、すぐ取れてしまったり、腫れてしまったりすることが多いからです。しかし、私たちは残根であってもできるだけ抜かずに修復すべきだと考えています。

次頁の図に示したのは典型的な残根状態の歯です。エックス線写真では、むし歯が歯根部に及んでいることが分かります。歯根には歯肉がかぶっており、外からはその存在を確認することが難しくなっています。

この症例ではおそらく100人歯科医がいれば、99人が抜歯と判断するでしょう。しかし、私たちはこのような歯でも延命を試みています。1本の歯を抜かないことが、将来の口の健康に役立つと考えているからです。実際にこの歯は5年以上経過した現在も大臼歯として十分に機能しています。

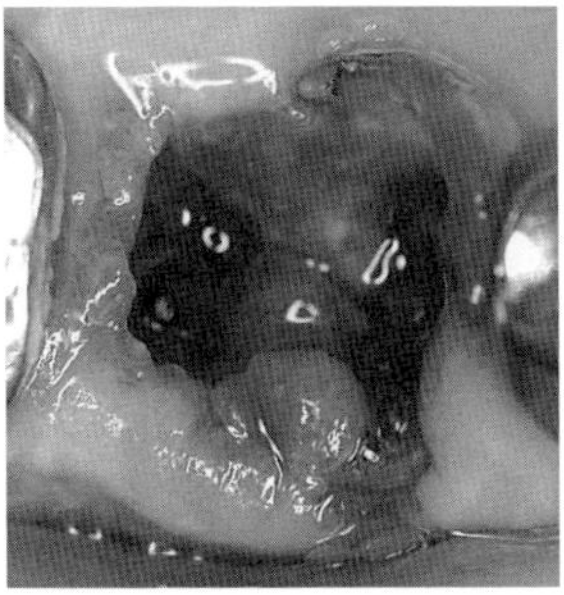

①残根に歯肉がかぶってしまい、歯があるのかどうか確認することすら難しくなっている。

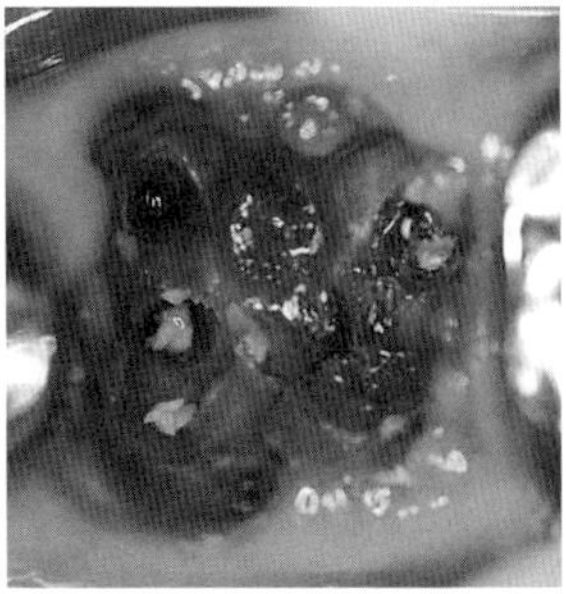

②歯肉を押し広げて、むし歯を除去した。

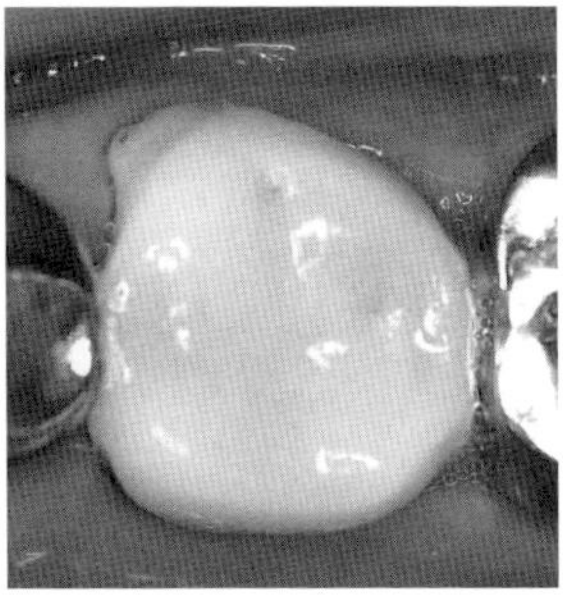

③ファイバーポストとコンポジットレジンを利用して歯冠形態を修復した。

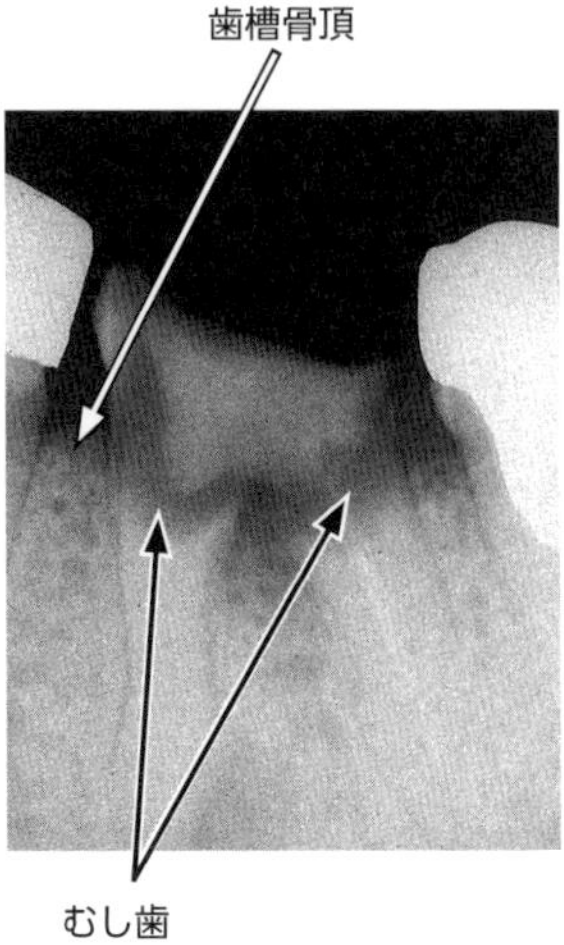

むし歯が根の奥のほうにまで進行していることが分かる（⬅）。歯槽骨頂が健康歯質より上になってしまっている（⇦）。

むし歯と歯痛

象牙質むし歯になると歯が痛み始める

むし歯といえば痛みがつきものです。まれに痛みを感じないむし歯もありますが、ほとんどのむし歯が痛みを伴い、眠れないくらいの激痛になることもあります。

エナメル質むし歯では痛みを感じることはありませんが、象牙質むし歯ができると痛みを感じるようになります。最初は冷たいものがしみますが、むし歯が進行するとみそ汁やスープなどの熱いものもしみるようになります。象牙質むし歯が少し深くなると、しみがジワーンと残るようになります。しみが10秒間以上続くようであれば、むし歯はかなり進行していると考えた方がよさそうです。しみるのをそのまま放置しておくと、刺激が加わらなくても痛む自発痛がやってきます。歯髄が炎症を起こして歯髄炎を発症してしまったわけです。歯髄の炎症が根尖孔から歯根膜に波及すると、歯髄炎から歯根膜炎に移行します。炎症が化膿性に移行すると、膿瘍を形成して激しい痛みを感じることもあります。

むし歯でなくとも歯が痛む

歯に痛みを感じたからといって、必ずむし歯ができているというわけではありません。歯痛の原因にはいろいろなものがあるのでそのことにも触れておきましょう。

上行性歯髄炎《じょうこうせいしずいえん》

歯周病が重度に進行すると、歯周組織の破壊が進行して歯根がむき出しになってしまいます。この露出した歯根の側枝を介して細菌が歯髄を刺激して、炎症が引き起こされてしまうことがあります。これを上行性歯髄炎といいます。上行性歯髄炎はむし歯で起こった歯髄と同様な症状を呈します。痛みが激しい場合は抜髄して根管治療を行います。

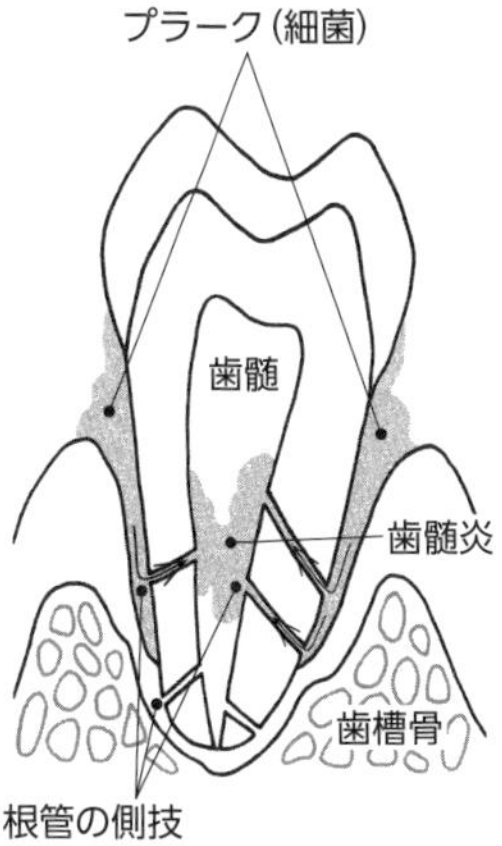

上顎洞炎

むし歯でも咬合性外傷でも破折でもないのに、上の奥歯が激しく痛むことがあります。

歯が痛いので歯科疾患だと思って歯科医院を訪れますが、歯が原因ではなく、上顎洞という副鼻腔が炎症を起こして歯の痛みをもたらしている場合です。この場合、耳鼻科に行って上顎洞炎の治療をしてもらえば歯の痛みは消失します。上顎洞炎で痛む歯のほとんどは上顎の第一大臼歯です。

三叉神経痛

むし歯も咬合性外傷も破折もないのに、冷熱痛や自発痛などむし歯とそっくりの症状を呈することがあります。患者さんはこの歯が痛いとむし歯の症状を訴えるのですが、それほど痛むようなむし歯はみつかりません。咬合性外傷を疑ってしばらく様子をみても、症状は治まりません。しかたなく破折を疑って神経を取る処置をしても痛みは持続しています。症状があまりにも激しいので、ときには抜歯してしまうこともあります。抜歯してしまえばその歯が痛むことはなくなりますが、違う歯が同じように痛くなってしまいます。

このような場合は三叉神経痛を疑います。三叉神経痛の診断は困難で、テグレトールという三叉神経治療薬の効果があれば、三叉神経痛と診断されます。

むし歯の治療をしたのに歯が痛い

むし歯の治療をしたのだが、その後痛くて仕方がない。むし歯の取り残しがあるのではないだろうか、治療が不十分だったのではないだろうか、と不安を訴えて来院する方がいます。

このような訴えの大半は象牙質むし歯の治療後です。象牙細管の深部には歯髄から神経が入り込んでいるので、象牙質に刺激が加われば痛みを感じます。したがって象牙質むし歯を治療した後しばらく痛むのは当然なことなのです。しかし、この痛みもしばらく様子をみているとだんだん治まっていきます。象牙質に接する部分に並んでいる象牙芽細胞が活性化して第二象牙質を形成するからです。この第二象牙質が象牙質に加わる刺激を遮断すると、痛みは消えていきます。

知覚過敏

むし歯がないのに歯がしみる代表的なものに、知覚過敏があります。何らかの理由で象牙質が裸出してしまったために象牙細管を通して刺激が神経に伝わりしみる現象です。歯と歯肉の境目は象牙質が露出していることが多いので、この部分を介して痛みを感じることが多いようです。これも第二象牙質が形成されれば、症状は治まります。

歯を失わないためのむし歯治療

「削る、詰める」・負のスパイラル

「他の歯科医院で抜歯と言われたが、歯を抜かずに治療できないだろうか」とおっしゃって来院される方がたくさんいらっしゃいます。抜歯しなければいけないような歯を持っている人は、歯をほったらかしにしていた人だと思われるでしょうが、そうではありません。かえって、まじめに歯科医院に通って治療を受けていたという人が多いのです。いったいどうしてこんなことになってしまうのでしょう。

がんの治療で「早期発見、早期治療」という標語がありました。むし歯治療にもこれを当てはめて、早いうちにむし歯は治しておいた方がよいと考えている歯科医や患者さんも多いと思います。しかし、早期治療は必ずしも歯の長持ちに役立たないかもしれないのです。

というのは「むし歯を削って詰める」という歯科治療を何回も繰り返していると健康な歯がどんどん削られてしまい、早晩歯を失うことになってしまう可能性があるからです。

定期健診でみつかった小さなむし歯を削ってしまうと、「むし歯・削る・詰める」↓取れる↓「二次う蝕・削る・詰める」↓取れる↓「三次う蝕・神経を取る・かぶせる」↓取れる

↓「四次う蝕」↓「あー、これはもう持ちませんね、抜きましょう」という流れで「抜歯」となってしまうことがあるわけです。

このことをむし歯治療の「負のスパイラル」といいます。歯医者に通っているのに抜歯になってしまう「負のスパイラル」に陥らないようにするためには、エナメル質むし歯への対応は慎重に行い、歯をむやみに削らないようにする必要があります。

これが「歯を失わないためのむし歯治療」の第一のポイントです。

むし歯治療、負のスパイラル

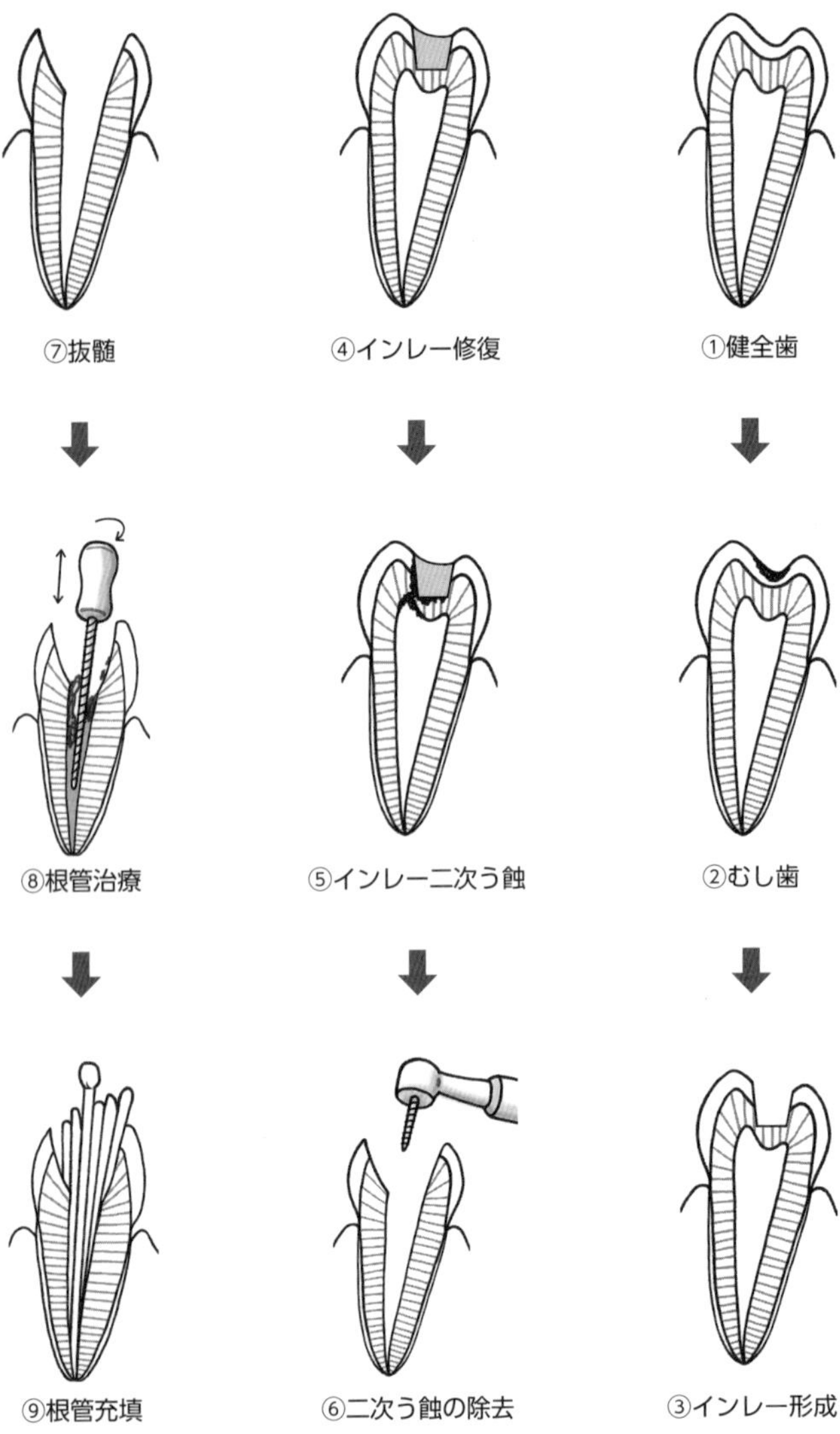

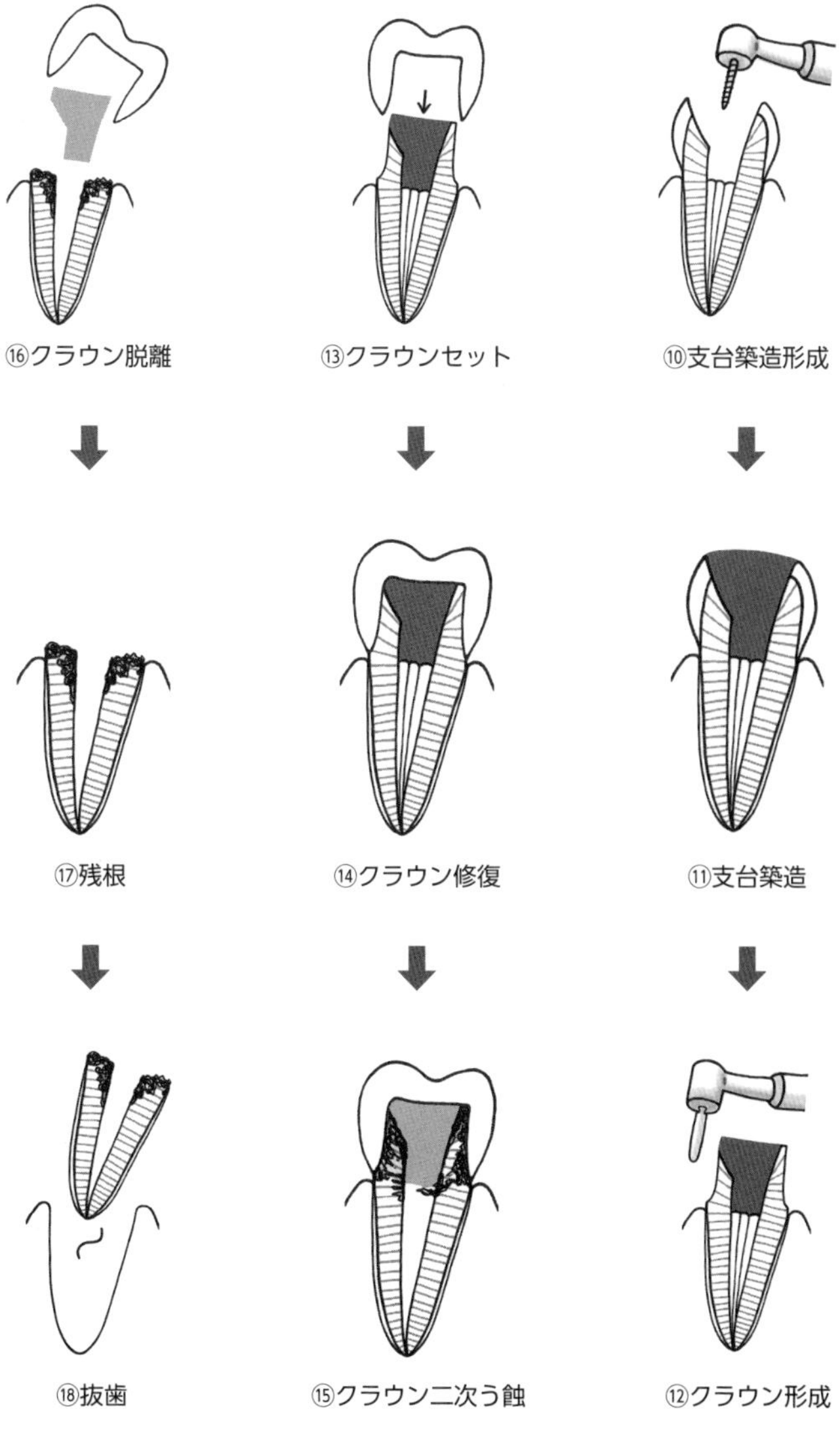
⑩支台築造形成
⑪支台築造
⑫クラウン形成
⑬クラウンセット
⑭クラウン修復
⑮クラウン二次う蝕
⑯クラウン脱離
⑰残根
⑱抜歯

インレーがインレーで居続けられる

削らない方がよいといっても、歯を長持ちさせるには削らなくてはならない場合もたくさんあります。エナメル質むし歯でも、前歯が黒くなっている場合は、削って詰める治療が必要になるかもしれません。また、象牙質むし歯では軟化象牙質を徹底的に削り取らないで詰めたり、かぶせたりしてしまうと修復物の中で二次う蝕が発症してしまいます。修復物の中でむし歯が進んでしまうと、抜髄の可能性が高くなります。その歯にクラウンをかぶせれば、エナメル質は大幅に削去されることになり、歯の健康は一気に損なわれてしまいます。

むし歯治療の第一段階であるレジン充填やインレー修復を行ったら、それが次の破壊のステップであるクラウンになってしまわないようにすることが歯を長持ちさせるために必要です。再治療になってもレジン充填はレジン充填で、インレーはインレー修復で済むような歯科治療を行っていれば、歯と口の健康はそれほど損なわれません。

つまり、最初に入れた修復物がなるべく持つように治療することが、歯を長持ちさせる重要なポイントになるわけですが、ここにも落とし穴があります。補綴物は削る量を必要最低限に抑えるより、余分に削った方が取れにくくなります。インレーより削る量の多いクラウンの方が一般的に長持ちするのはそのためです。したがって、小さなむし歯でもクラウンにしてしまった方が取れにくくなりますし、隣同士の歯を両方とも削って連結冠にしてしまった方が補綴物自体は長持ちします。しかし、そのような処置は大切なエナメル質を犠牲にしてしまうので、それらの修復物が脱落してしまったとき、歯は抜歯への道へ進んでしまうことになります。歯を健康に長持ちさせるということと、補綴物が取れずに持つということとは、違うことだということを頭に入れておかなくてはなりません。

最小限の切削量で長持ちする修復物を装着するのがベストということになりますが、こればかりは歯科医の診断能力と技量に１００パーセント依存するので、腕のよい信頼できる歯科医を探すよりほかに手はありません。

間違っても「見た目がよいからセラミッククラウンにしましょう」などと言う歯科医の勧誘を受け入れない方がよいと思います。白い人工物が口の中に入る代わりに大切なエナメル質を大量に失ってしまい、クラウン内部での二次う蝕や破折の危険性が増大してしまうからです。

何回治療を繰り返しても、レジンがレジンで、インレーがインレーでいられるような歯科治療を受けることが、「歯を失わないためのむし歯治療」の二つ目のポイントです。

健康保険制度と歯科医院経営

「むし歯→削る→詰める」という治療を繰り返せば、歯の寿命を縮めてしまうことになります。それを防ぐにはできるだけ歯を削らないことと、長持ちする修復物を装着する必要があることが分かりました。しかし、負のスパイラルの問題はそれだけでは解決しません。「むし歯→削る→詰める」には健康保険制度や歯科医院の経営問題が絡んでいるからです。

日本の歯科医療は公的医療保険制度（健康保険制度）をもとに組み立てられています。健康保険制度のもとではいくら質のよい歯科医療を行っても、歯科医院の売り上げは向上しません。なぜなら、健康保険の診療報酬は出来高払いが基本だからです。

出来高払い制度というのは治療の質に関わらず、むし歯を削って詰めれば何点、神経を取れば何点、とその行為に対して報酬が支払われる仕組みです。つまり、健康保険制度のもとで行う歯科治療では、腕のよい歯科医が精魂込めて作った具合のよいクラウンでも、適合が悪くすぐ二次う蝕になってしまうようなクラウンでも、同じ値段ということになってしまうのです。保険診療で歯科医院の経営を円滑に進めていく、言い換えれば保険診療で利益をあげたい歯科医にとって、「むし歯・削る・詰める」の歯科治療を繰り返す「負のスパイラル」は歓迎すべきことになってしまうわけです。

修復物と補綴物

むし歯を除去してできた穴や歯が抜けてしまった後、詰めたりかぶせたりすることを修復処置、あるいは補綴処置といいます。修復物は内側性修復物（インレー）と外側性修復物（クラウン）に分類されます。クラウンは部分被覆冠（オンレー）と全部被覆冠（フルクラウン）に分かれます。クラウンにブリッジと入れ歯（義歯）を加えて補綴物といいます。

①インレー

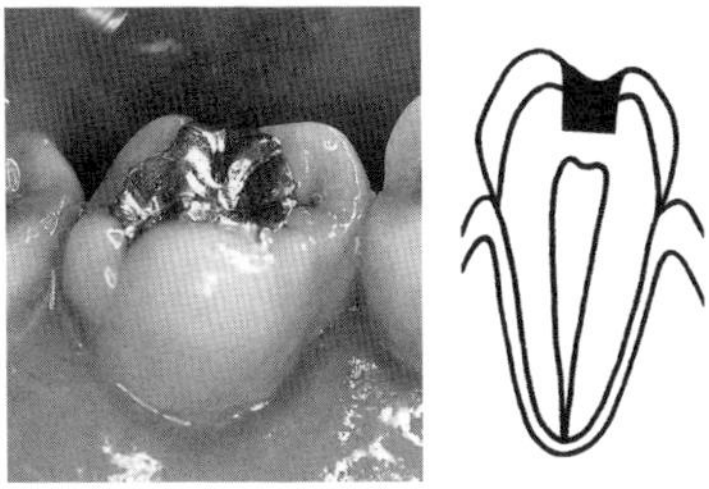

②クラウン

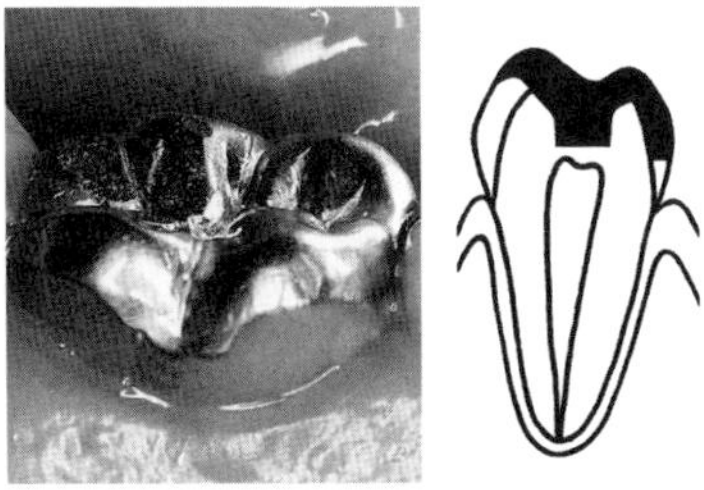

②－１　部分被覆冠（オンレー）

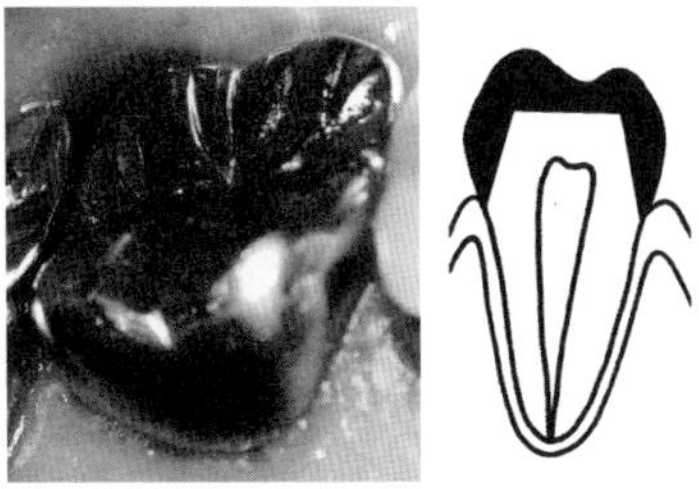

②－２　全部被覆冠（フルクラウン）

銀歯もセラミックも外れてしまえば残根状態

神経を取りたくないというのは誰しもの願いです。しかし、長い人生、多くの人が根管治療をしなくてはならなくなってしまうのも事実です。その根管治療を行った後、どのような修復処置をするかが、歯を失わないむし歯治療と歯を失ってしまうむし歯治療の分水嶺になります。

神経の治療を終えた歯をどのように補綴するのか、歯科医は次のように聞くでしょう。

「この歯は神経を取ったのでかぶせなくてはいけませんが、保険のきくものでやりますか、自費治療でやりますか」

「保険と自費で何が違うのでしょうか?」

「材料です。自費治療では高価な材料が使えます。金は硬さも歯と同じくらいで、歯にピッタリ合わせられます。セラミックは天然の歯と見間違えるほど自然に仕上げられます」

「費用はどうでしょうか?……、えっ、そんなにかかるのですか……、じゃあ、今回は保険でお願いします」

神経を取ってしまった歯の補綴は、エナメル質をすべて削除してしまうフルクラウンが一般的です。歯質がたくさん残っているときはエナメル質をなるべく傷つけずに、部分被覆冠や充填で処置した方が、歯のためにはよいのですが、削り方が難しい上に保険の点数が低く設定されているので、黙っていれば、いやたとえ部分被覆冠をお願いしてもその願いは無下に却下されてフルクラウンになってしまうでしょう。さらに悪いことに健康保険のフルクラウンは、歯を全部覆っていなければならないという決まりがあるので、残っている健康な歯質は遠慮なく削り取られてしまうだけではなく、クラウンと歯との接合部（マージン）は歯肉の下に設定されてプラークがたまりやすくなってしまいます（48頁図）。

何年かすると、かぶせた銀歯と歯肉の接合部が露出してきます。その部分が真っ黒くなっていることもあります。中から少し臭いがしているかもしれません。クラウンの中の二次う蝕が広がり始めているのです。しばらくするとそのクラウンが外れてしまいます。

「うーん、だいぶんむし歯が進んでいます。もう一度付け直すのは難しそうです」

クラウンが脱離してしまうと残っている歯質はほとんどありません。外側のエナメル質はすべて除去されていますし、内側はもともと神経の入っていた部分で歯質が存在しないからです。さらに残された歯質がむし歯になっているわけですから、そのむし歯を除去すると歯は情けないほど少なくなってしまいます。

「むし歯が進んでいるのですか？　保険でやったからでしょうか？」

「そうですね、自費でちゃんとしたものを入れた方がいいですよ」

「じゃあ、清水の舞台から飛び降りたつもりで、今度はセラミックでお願いします」

歯質が残り少なくなった歯にセラミックのかぶせものをすることが、歯の長持ちに有効でしょうか。最初から自費治療のセラミックにしておけば、二次う蝕という悲劇は防げたのでしょうか。

実はそのようなことはありません。セラミックもフルクラウンであることに変わりはないので、二次う蝕の危険性は保険の銀歯と同じです。取れてしまったときに歯質が残っていないことも銀歯と変わりありません。つまり、銀歯であろうとセラミックであろうと外れてしまった後は歯冠部歯質のほとんどが失われており、ほぼ残根状態になってしまっているのです。中には割れてしまっている歯もあります。このような状態に追い込まれてしまった歯は、抜歯と診断されることが多くなります。つまり、根管治療をした歯をフルクラウンタイプで補綴すると、それが保険の銀歯であろうと、自費治療のセラミックであろうと、補綴物が脱離したときは悲惨な状態にしまっていることが多く、最悪の場合は抜歯ということになってしまうのです（47頁図、105頁図）。

「歯を失わないためのむし歯治療」の三つ目のポイントは神経を取ってしまった歯の修復はフルクラウンタイプではなく、レジン充填か部分被覆冠で修復するのがよいということになります。

部分被覆冠の二次う蝕と全部被覆冠の二次う蝕の違い

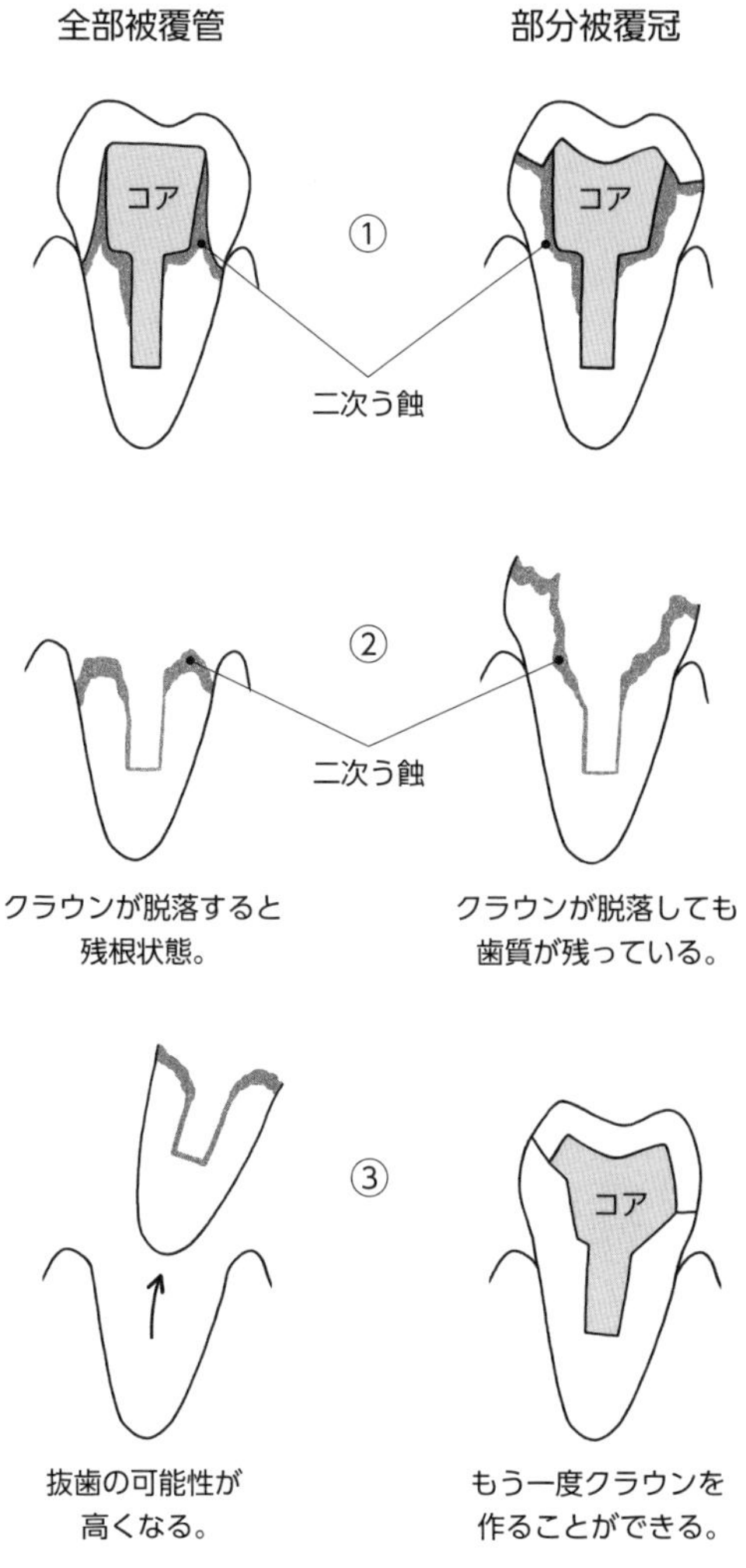
全部被覆管
部分被覆冠
①
コア
コア
二次う蝕
②
二次う蝕
クラウンが脱落すると
残根状態。
クラウンが脱落しても
歯質が残っている。
③
コア
抜歯の可能性が
高くなる。
もう一度クラウンを
作ることができる。

欠損補綴は次の抜歯の呼び水となる

負のスパイラルの行き着く先は抜歯です。

抜歯して歯がなくなった欠損部の治療に関して、歯科医は次のように説明します。

「歯の欠損部を補うには三つの方法があります。入れ歯とブリッジとインプラントです。入れ歯は噛めませんし針金が見えます。ブリッジは両隣の歯を削らなくてはいけません。インプラントは固定式で隣の歯を削らないで済みますが、お金がかかります」

しかし、このような説明だけで修復物を決めてしまうのは非常に危険です。歯を失った原因を考えないで、補綴物を入れてしまっては、病因を残したまま修復してしまうことになるからです。原因が解決されていなければ、残っている歯がまた同じ理由で抜歯ということになってしまいます。

例えば、甘いものをだらだら食べてむし歯になった人がブリッジを入れてそのまま同じ食習慣を続けていれば、今度はブリッジの支えとなる歯がむし歯になってしまいます。ブリッジの両隣の歯は削られて象牙質の上にかぶされているので、歯自体が脆弱になっています。したがって削られていない歯よりずっとむし歯になる危険性が高くなってしまいます。歯根破折を起こした人が、ブラキシズムに対する対処をしないでブリッジにすれば、支台歯はもちろんのこと、ほかの歯が破折を起こす可能性が高くなります。

入れ歯はクラスプという金具を歯にかけるので、クラスプの力が歯に強力な負担をかけたり、クラスプの歯にプラークがたまりやすくなったりして、その歯が抜歯になってしまうことがあります。

インプラントには数々の問題点が指摘されていますが、歯周炎で抜歯された場合は、インプラント周囲炎を発症しやすくなります。破折で抜歯された場合は力の問題、例えばインプラント体自体の破損や脱落、残っている天然歯の破折を引き起こしてしまうことが知られています。

入れ歯かブリッジかインプラントかという補綴物の選択だけを考える歯科治療は、歯を失った原因をそのままにしているので、さらなる抜歯を招くことになってしまいます。

歯を抜くだけでは、むし歯が重度に進行してしまったり、歯根破折をもたらしたりした原因を解決することはできません。口の中にトラブルを引き起こした原因に目を向けずに、抜歯して補綴物を入れることばかりを考えている歯科治療は、口の健康を害する歯科治療といっても過言ではありません。

入れ歯・ブリッジ・インプラント

歯の欠損部を修復する方法としては入れ歯（義歯）とブリッジとインプラントがあります。入れ歯はクラスプという金具（最近では金属製ではないクラスプも開発されています）を両隣の歯に引っ掛けて使用します。ブリッジは両隣の歯を削ってそこを支えにして欠損部に歯を作ります。インプラントは顎の骨に穴を掘ってそこに人工歯根を埋め込む方法です。いずれの補綴方法も残っている歯に負担をかけ、さらなる欠損を産み出す原因となってしまいます。

入れ歯（義歯）

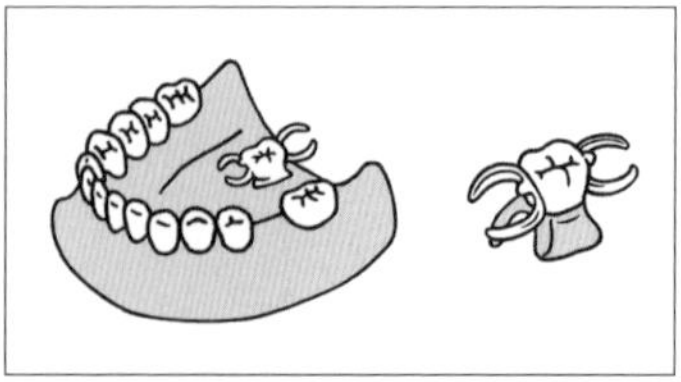

入れ歯（義歯）は金具で両隣の歯に留める取り外し式の装置。

ブリッジ

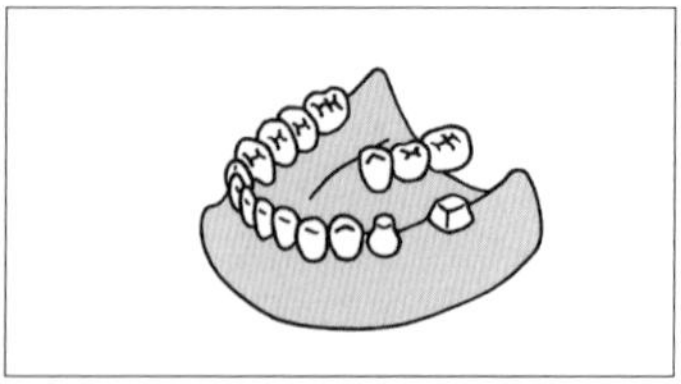

ブリッジは両隣の歯を削って、セメントでつけてしまう固定式の装置。

インプラント

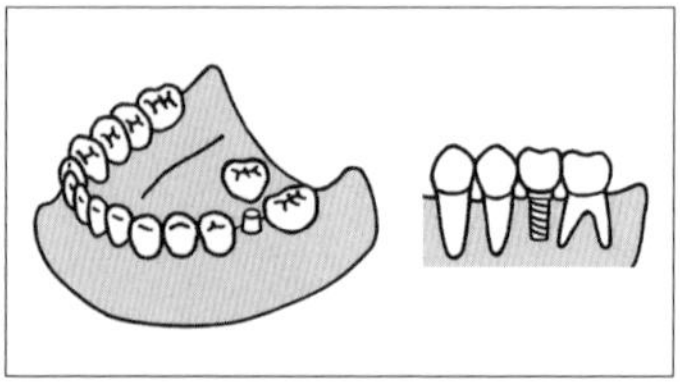

インプラントはあごの骨に穴を掘って、人工歯根を埋め込む。

第４章　抜かない歯科治療

自然治癒力を活かして「抜かない」を全うする

抜歯に至った原因を考える

抜歯に至った原因を考えもせずに修復してしまうことは、口や歯の健康をさらに害することにつながります。逆にいえば口や歯の健康を守るためには、抜歯の原因を取り除き、抜歯と思える歯でもできるだけ抜かずに治療することが大切だということになります。

抜歯の原因となる歯科疾患には、むし歯と歯周病と歯根破折があります。

小さなむし歯が歯科治療を行うたびに健康歯質を失い、抜歯という帰結を迎えてしまうことを「削る、詰める」負のスパイラルとして前章で紹介しました。その負のスパイラルに陥らないためには、1、健康歯質をむやみに削らない、2、インレーがインレーで居続けられるようにする、3、なるべくフルクラウンは避ける、ということを提案しました。

歯の破折に関しては第1章で、ブラキシズムが大きな原因であることを指摘しました。そして、その改善法として歯牙接触癖を是正することをお勧めしました。

歯周病を抜かなければならないほど重度にしてしまう要因は、細菌とストレスと力です。この三つの因子をコントロールできれば、重度の歯周病の歯でも救えることが報告されています。そのことを私に教えてくれたのは、片山恒夫という開業歯科医師です（＊1）。

＊1 片山恒夫『開業歯科医の想いⅡ』豊歯会刊行部、1999年

大磯、箱根、京都での片山セミナースナップ

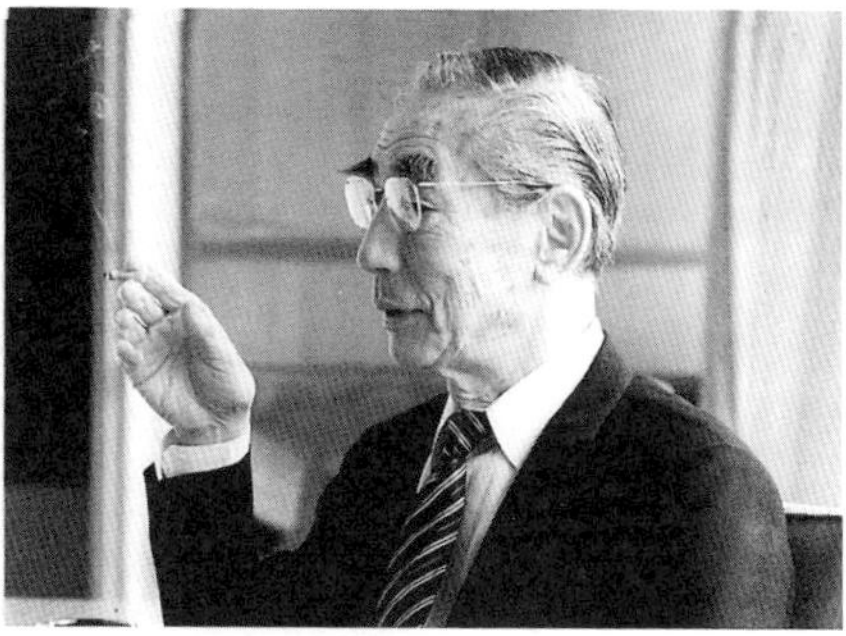

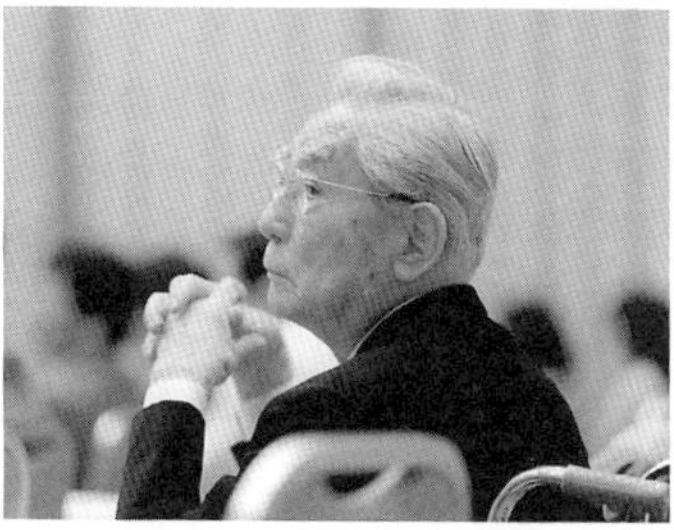

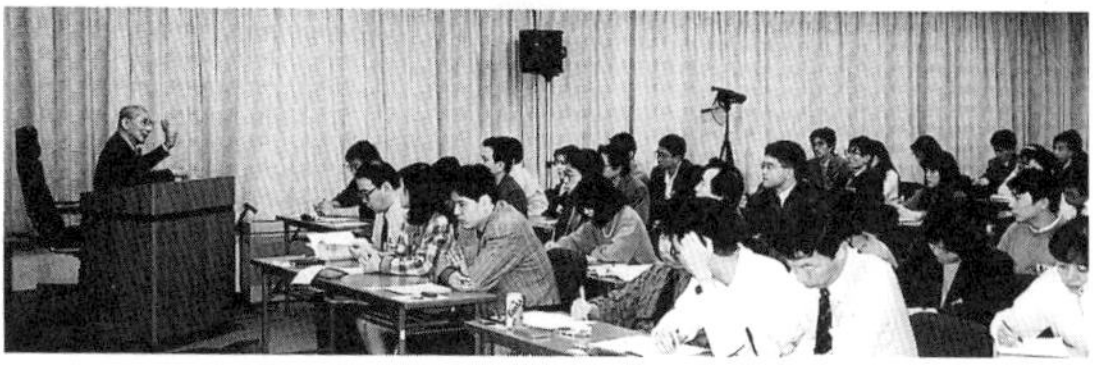

『開業歯科医の想いⅡ』193頁からの引用

片山式抜かずに治す歯周病治療

歯科医療の歴史は、歯がないところに入れ歯を入れることから始まりました。日本最古の義歯は室町時代のもので、江戸時代に入ると専業の入れ歯師も現れました。近代になると、入れ歯やブリッジを入れる補綴学が急速な進歩を遂げ、現代でも歯医者といえば歯を抜いて入れ歯やブリッジを入れるのが主な仕事だと考えられています。

しかし、この考え方をくつがえしたのが片山恒夫先生です。片山先生はそれまで抜くしかないと考えられていた中等度から重度の歯周病の歯を抜かずに治せることをその豊富な臨床例で示してくれました。そして、歯科医の仕事は歯を抜くことではないということを我々に教えてくれたのです。

1982年、相模湾の陽光がまぶしい大磯アカデミーハウス。そこで、片山先生の症例を目にした私は愕然としました。どんな歯科医でもあきらめて抜いてしまうような歯、ガタガタの噛み合わせ、プラークまみれの口の中が片山先生の治療で見事に健康な口を取り戻していたからです。そして、健康な歯と歯肉を取り戻しただけではなく、その健康な状態が10年、20年と維持されていたのです。今までに見たことも聞いたこともない、見事としか言いようのない症例でした。その治療を受けた患者さんの笑顔が目に浮かんでくるようでした。自分の目指している歯科医療はここにある、そう確信しました。

それ以来、片山式歯周病治療の研鑽を続けてきた結果、ほとんどの歯科医が抜歯と言うに違いない重度の歯周病の歯でも救えることが分かってきました（＊2）。それとともに、重度歯周病の歯だけではなく、残根の歯も歯根破折の歯も抜かずに治す治療を行ってきました。そして現在、それらの試みが、それなりの成果を上げられるのではないかと感じられるようになっています。

＊2　小西昭彦、小西かず代『オーラルフィジオセラピー』医歯薬出版、2000年

重度の歯周病、多くの歯科医院で抜歯しかないと言われたケース

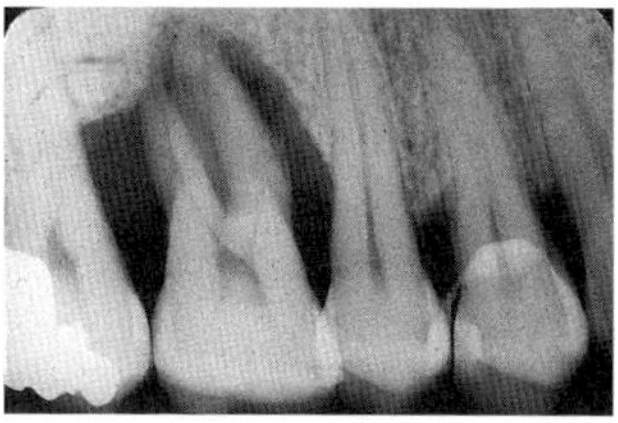

①治療開始時、歯周病が進行して、グラグラで今にも脱落しそうな状態。4軒の歯科医院と大学病院で抜歯と言われた。

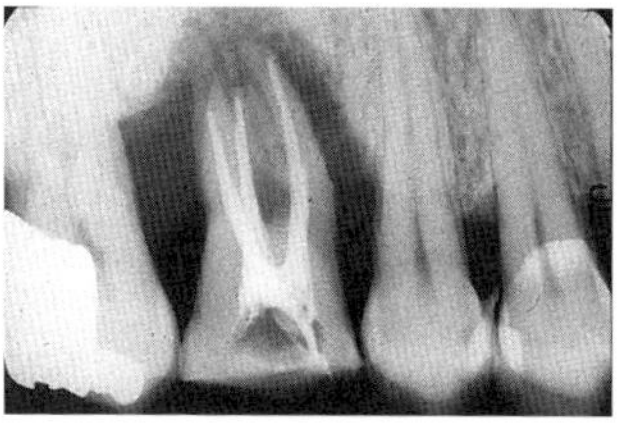

②根管治療後、大幅な歯冠形態修正を行い、外傷性の咬合を取り除くとともに、自然移動を促した。

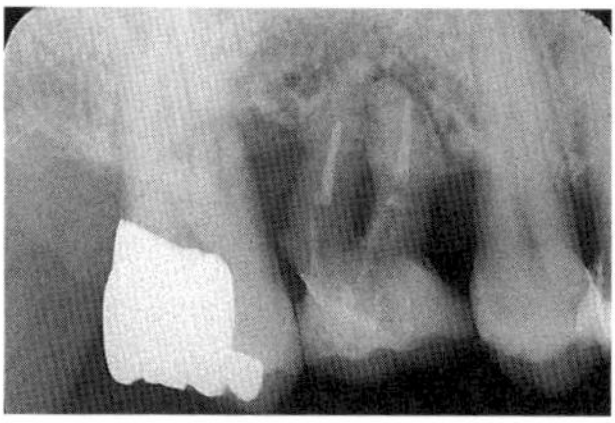

③5年後、動揺は治まり、軟らかいものなら普通に食べられるようになった。歯根の周りに白い像が認められ、歯槽骨が回復してきたのではないかと思われる。

自然に抜けるので抜歯の必要はない

私たちはグラグラの重度歯周病も、残根でも、歯根破折でも抜きません。なぜそのように言い切れるのでしょうか。

「抜かない歯科治療」の基本的な考え方は、生体が本来持っている自然治癒力を活かすことにあります。自然治癒力というのは外界からの刺激に対して、生体を安定した状態に保とうとする力のことです。

歯を抜かずに治療を進めていると、生体はその汚染された部分や感染経路を身体の外に排出しようとするのが観察できます。汚染部分が深かったり、感染経路を遮断することができなかったりすると、その歯は大きく移動して、排除される方向に向かいます。つまり歯が抜けてしまうわけです。これも自然治癒力の働きだと考えられます。

その症状に合わせて適切な歯科的介入を行えば、どのような状態の歯でも自然治癒力が働いて「安定する」か「自然脱落する」かのどちらかに帰結することになります。したがって、自然治癒力の働きを尊重すれば、わざわざ抜歯しなくても自然に抜け落ちてしまうので、「抜かない歯科治療」が可能になるわけです。

歯の安定と自然脱落

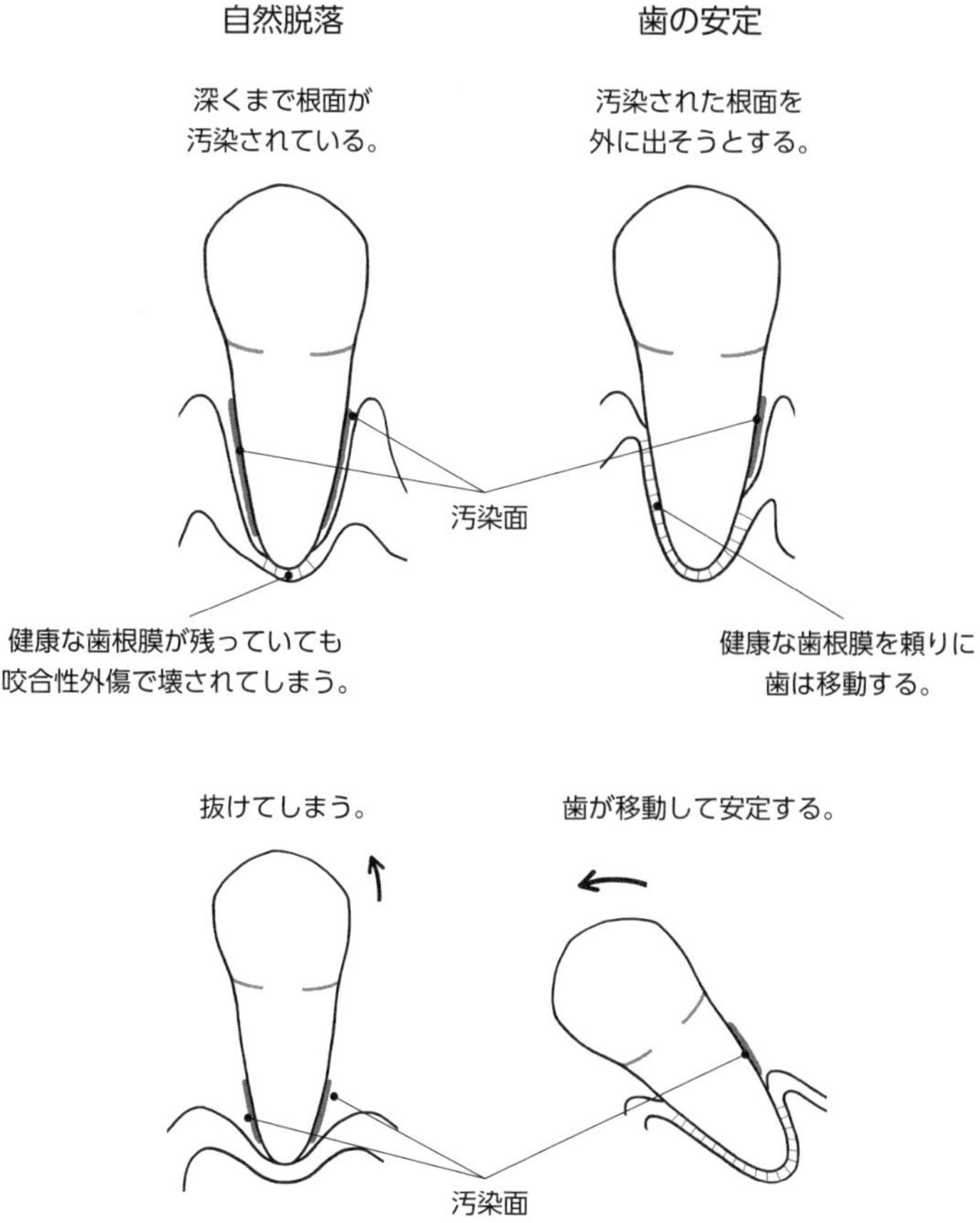
自然脱落
歯の安定
深くまで根面が
汚染されている。
汚染された根面を
外に出そうとする。
汚染面
健康な歯根膜が残っていても
咬合性外傷で壊されてしまう。
健康な歯根膜を頼りに
歯は移動する。
抜けてしまう。
歯が移動して安定する。
汚染面

歯の安定と自然脱落

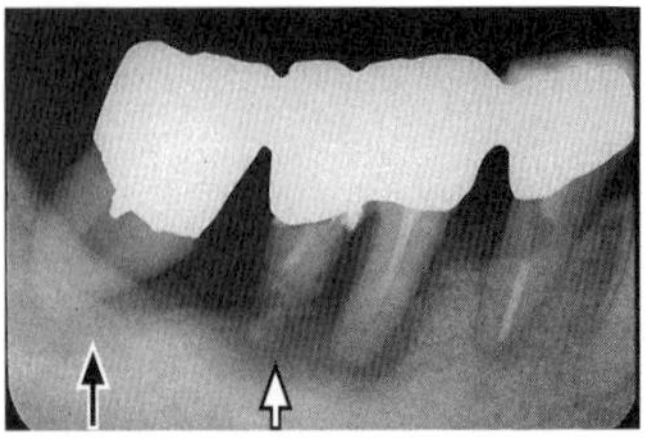

①第一大臼歯の奥側の根（遠心根・⇦）と第二大臼歯の歯根の周りは黒い透過像が広がっており（⬅）、歯槽骨の支持をほぼ失っているようにみえる。

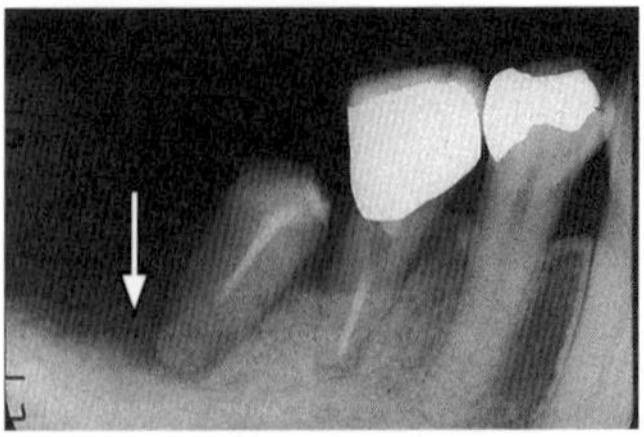

②第一大臼歯の前側の根（近心根・⇦）も奥側（遠心）はほとんど透過像で歯槽骨の支持は失われているようにみえる。

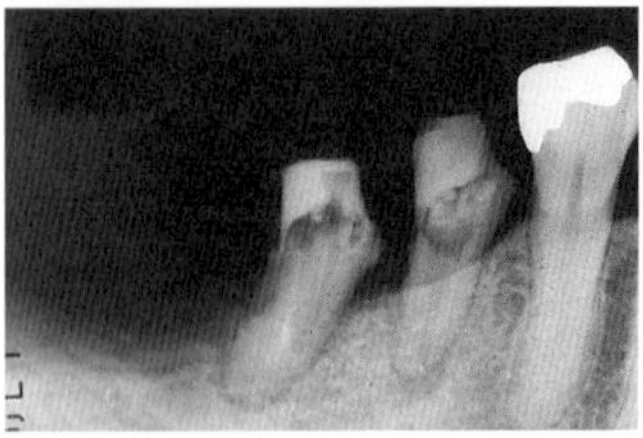

③２年半後、第一大臼歯の歯根の周りに不透過像が確認できる。動揺なども治まり安定していると思える。

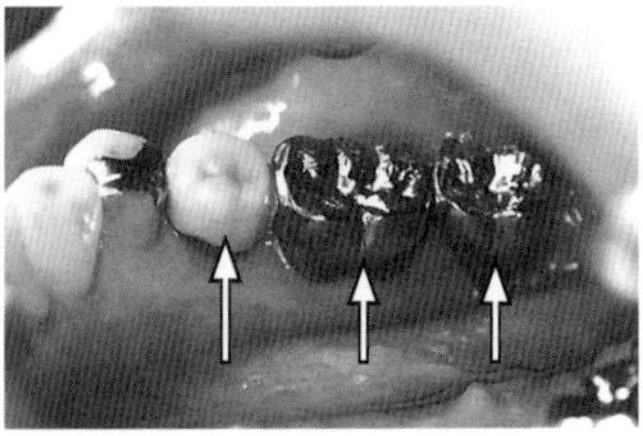

①第二小臼歯、第一大臼歯、第二大臼歯の３本のクラウンが連結されている（⇦）。

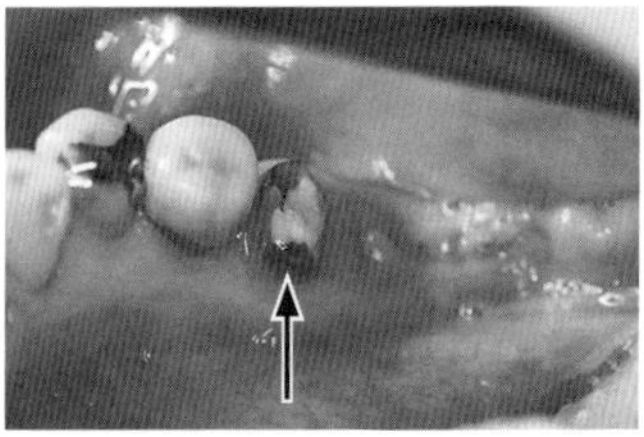

②クラウンの連結を外すと、第二大臼歯と第一大臼歯の奥の根（遠心根）は自然脱落してしまった。第一大臼歯の前側の根はかろうじて残存した（⬅）。

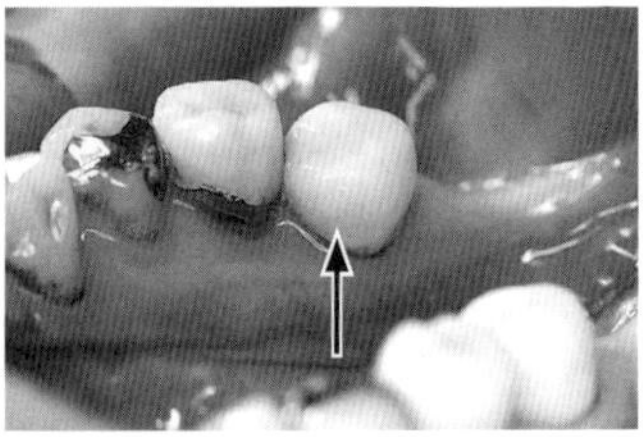

③第二大臼歯の近心根にはクラウンをかぶせて使っている（⬅）。10 年以上問題なく機能している。

自然治癒力とは

身体の安定を乱すような刺激が加わると、生体には身体を元の状態に戻そうとする力が働きます。この働きを生体の恒常性あるいはホメオスタシスといいます。ころんでケガをしたときには、上皮細胞が増殖して傷口をふさぎます。毒物を飲み込んだときは、嘔吐反射が起こり毒を排除しようとします。これらはいずれもホメオスタシスを保とうとする反応で、傷害因子に応じた反応（特異的反応）を起こして生体を安定させようとします。そのような個別の応答のほかに、傷害因子に関係なく一定の反応（非特異的反応）を起こすことが知られています。この一定の反応というのは、ハンス・セリエが発見した全身適応症候群（General Adaptation Syndrome）で、ストレス学説の元となった現象です（＊3）。

外部からの刺激に対する特異的反応も、非特異的反応もホメオスタシスを保とうとする生体の反応です。ホメオスタシスを発揮するために神経系と内分泌系と免疫系は相互に連携を保って、生体を健康な状態に維持しています。この連携に歪みが生じると、病気が引き起こされるわけです。自然治癒力というのはこの歪みを元に戻し、生体の均衡を保とうとする力に他なりません。

＊3　ハンス・セリエ、杉靖三郎他訳『現代社会とストレス』法政大学出版局、１９８８年

歯の自然移動・傾斜と挺出《ていしゅつ》

自然治癒力は全身に働くだけではありません。局所に表現されている自然治癒力もあります。歯の自然移動や歯の動揺がそれです。

歯周病が進行すると歯周ポケットが形成され、ポケットに露出した歯根面は汚染されてしまいます。汚れた根面は生体にとっては好ましい状態ではないので、生体はその汚れた部を排出するために歯の移動を起こします（131頁図）。自然移動にはいろいろなパターンがありますが、噛む相手のいない歯は延びてくる（歯の挺出）、隣に歯がない場合は横に倒れてくる（歯の傾斜）ようになります。このような変化は歯を安定させようとする自然治癒力の働きだと考えることができます。

歯の自然移動をうまく利用することが、歯を抜かない治療では大事なポイントになります。この現象は隣の歯と接触していたり、対合する歯と当たっていたりしては引き出すことができないので、重度歯周炎の治療は対合歯との当たりや隣の歯と接触している部分の歯冠形態修正を行うことで自然治癒力を導き出します。自然移動を行うことで、歯周ポケットは改善され、膿の排出もなくなります。

自然挺出と歯槽骨再生

自然移動を利用して歯周病を治療した症例です。片山式ブラッシングを励行するとともに右上の側切歯に強い力が働いていたので、その力を取り除き自然挺出を図りました。細菌と力のコントロールで歯肉の炎症は治まり、歯槽骨も改善してきました。

治療開始時

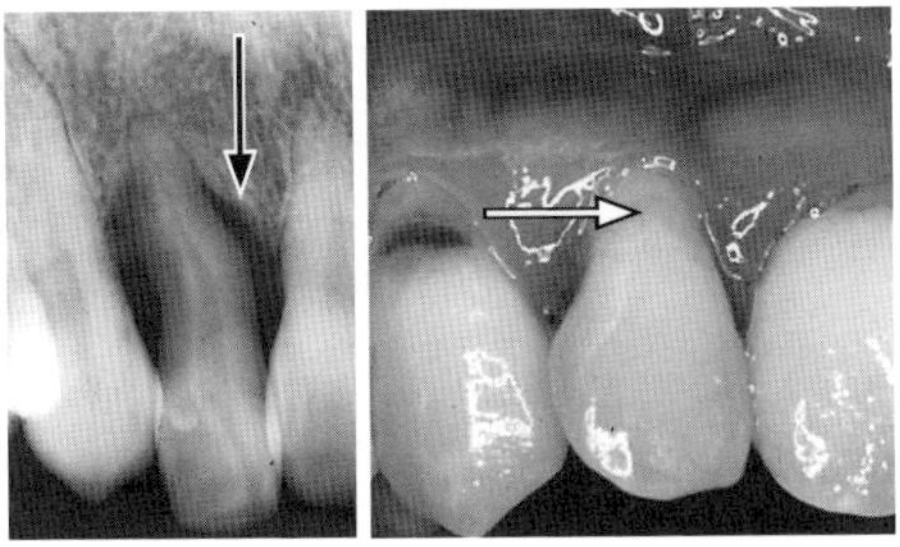

①歯肉に炎症が広がり、垂直性骨吸収を認める(⬅)。エナメルセメント境が歯肉の上に出ている（⇦)。

炎症症状消退

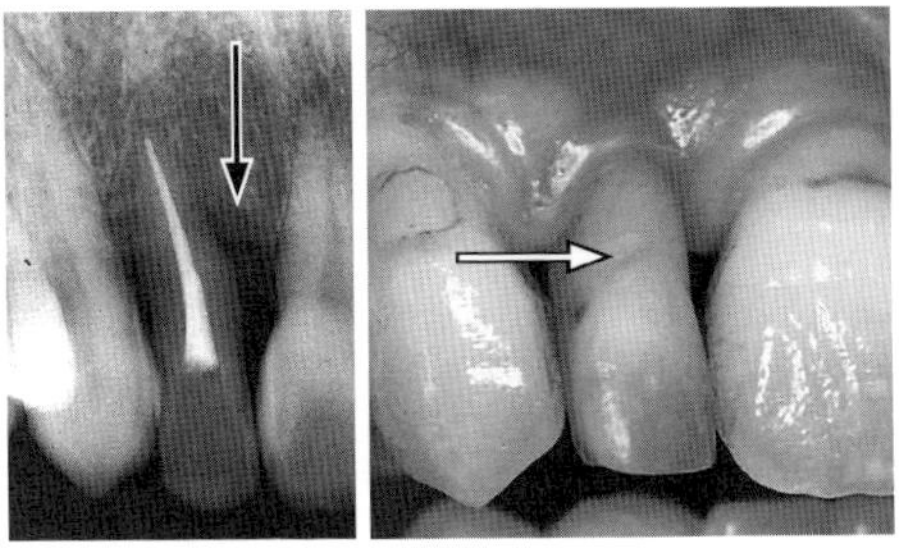

②歯冠形態を修正することで、歯が延びてきた(⇦)。歯槽骨も改善してきたように見える(⬅)。

歯間乳頭の再生

失われた歯間乳頭部を回復するのも自然治癒力の力です。図は片山式ブラッシングを行うことで、歯間乳頭部の歯肉が改善してきた症例です。

ブラックトライアングル

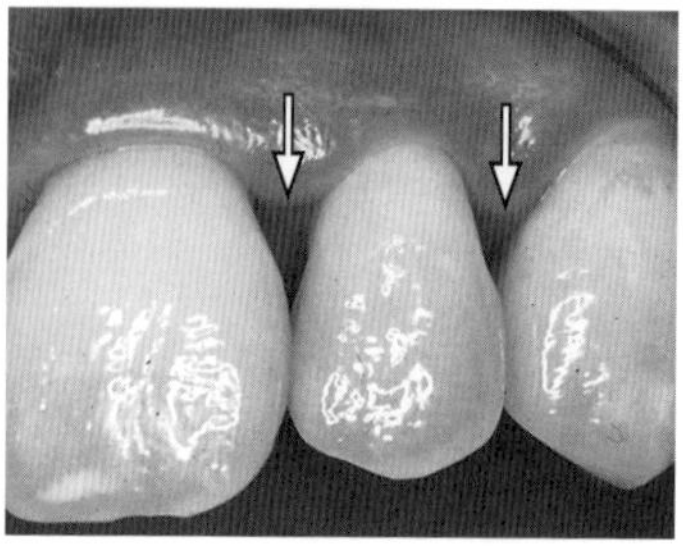

①炎症により歯間部の歯肉が失われて、ブラックトライアングルが出現してしまった。

ブラックトライアングル改善

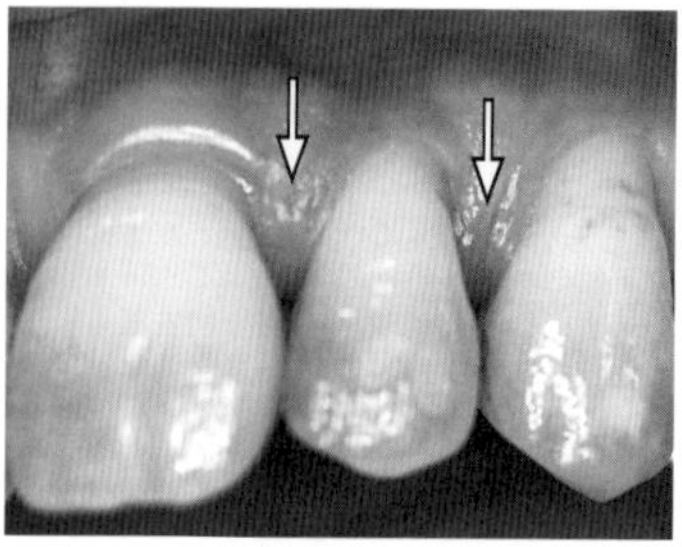

②熱心に片山式ブラッシングを行うことで、歯間乳頭が回復してきた。

歯肉クレフトの改善

歯周病で異常な形態になってしまった歯肉を、生理的な姿に戻すのも自然治癒力の力です。

歯肉クレフト（裂開）

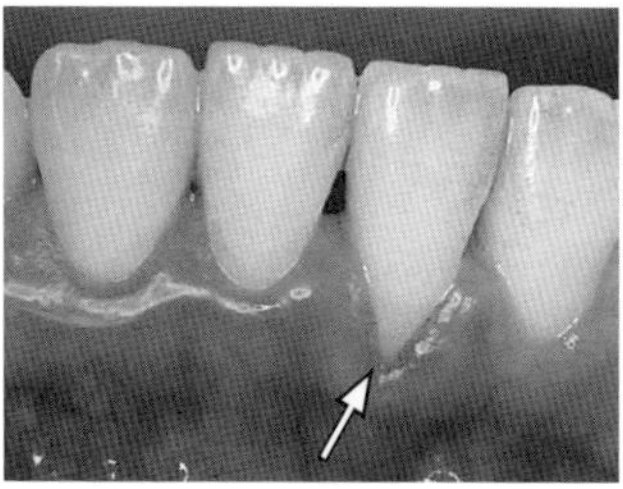

①左下の中切歯に歯肉クレフトができてしまった（⇦）。

歯肉クレフトの改善

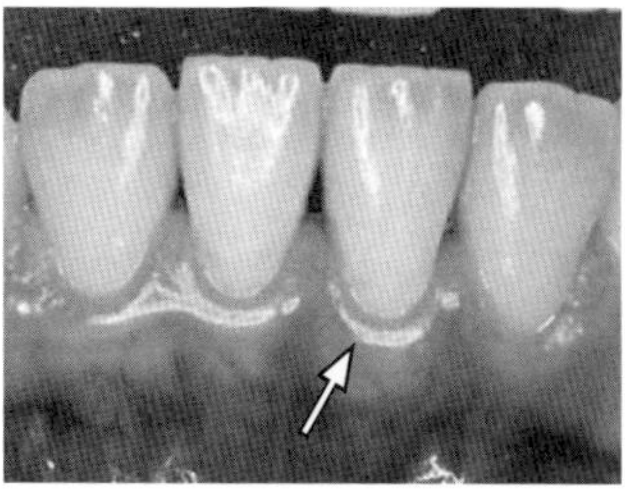

②軟らかめの歯ブラシで丁寧にブラッシングすることにより、自然治癒力の働きを促した。

抜歯の基準

自然治癒力がどのように働くのかを見極めることが私たちの「歯を抜かない歯科治療」ということになります。次に抜かない歯科治療をどのように行っているか説明したいと思いますが、その前に一般的な抜歯の基準について整理しておきます。

通常、歯科医が抜歯と判断する歯は、エックス線写真などで歯槽骨の支持量が1／3以上吸収しているもの、膿瘍がなかなか治らないもの、歯根破折《しこんはせつ》を起こしているものなどがあります。以下、代表的なものを列記します。

1、歯槽骨吸収が歯根の1／3以上
2、歯周ポケットが深い
3、動揺度が大きい（前歯部は前後左右上下、臼歯部は前後左右に動く）
4、プローブが貫通してしまう根分岐部病変《こんぶんきぶびょうへん》
5、根管治療の難しい根尖病変《こんせんびょうへん》
6、ペリオエンド
7、膿瘍《のうよう》がなかなか消失しない
8、むし歯が進行して残根《ざんこん》状態になっているもの
9、骨縁下に達している歯根破折

歯科臨床において、抜歯の基準はかなり曖昧なもので、常識的な歯科医の間でもその基準は異なっているというのが現実です。

前項の1〜3は主として重度歯周病によって起こる病変です。

4の分岐部病変の原因としては歯周病や随床底《ずいしょうてい》（神経のある床の部分）からの感染が考えられます。

5は感染根管によって起こる病変ですが、歯根破折でも似たようなエックス線像を示すことがあります。

6は歯周炎と根尖病変が合併したようなエックス線像を示すことがあります。これをペリオエンドといいます。ペリオエンドはまず根管治療を行います。

7の腫瘍は歯に感染経路があることで、歯肉におできのようなできものができる状態です。膿瘍形成の原因としては歯周病、歯根破折、感染根管などが考えられます。

8は負のスパイラルで示したように、クラウンが取れてしまったあと、歯がほとんど残っておらず、根だけになってしまった状態です。

9の歯根破折は歯が割れてしまうことです。特に根の先の方まで割れてしまっていると治療は難しくなります。

これらの歯に対して、私たちがどのように対処しているかを次に紹介したいと思います。

歯を抜かない治療の症例

症例1　歯槽骨吸収が歯根の1/3以上の歯

歯根の周囲がレントゲン写真で黒くなっているときは、歯を支えている歯槽骨が吸収している可能性が高くなります。歯周病治療を行うことで、歯槽骨を改善することができます。

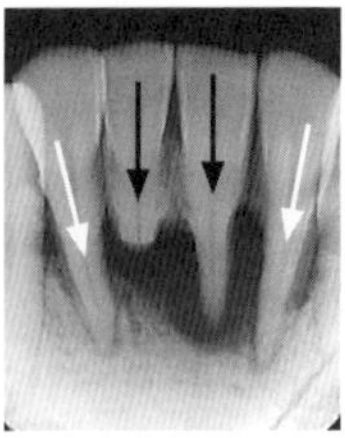

中切歯２本は歯槽骨の支持を失っており、完全に抜けてしまっている（⬅）。両側切歯は歯槽骨支持が1/3程度で（⇦）、抜歯してしまう歯科医も多い。

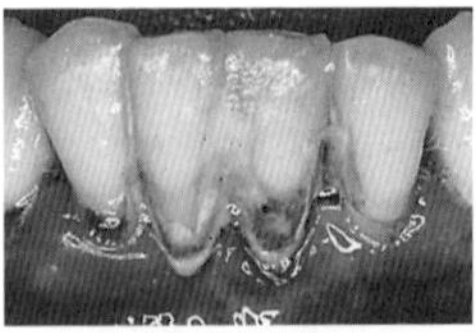

①治療開始時、歯肉にはプラークや歯石が沈着しており、発赤腫脹が著しい。

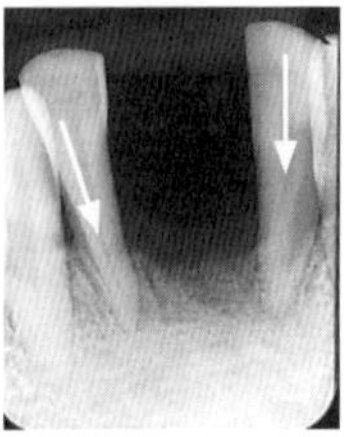

固定を除去するだけで中切歯２本は脱落してしまった。両側切歯の歯槽骨支持はしっかりしている（⇦）。

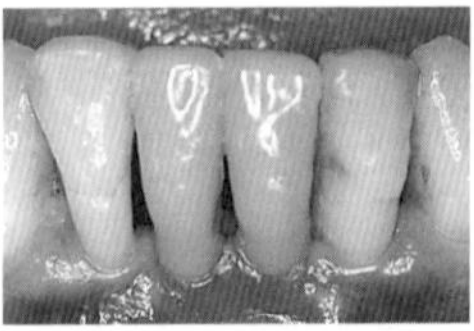

② 10年後、歯肉の炎症は治まり、健康歯肉を取り戻している。

症例２　歯周ポケットが深い

歯周ポケットが６ミリを越えてくると手術や抜歯の対象となってきますが、そのような外科的な処置をしなくても、ブラッシングを丁寧にする、力のコントロールをするなどの歯周病治療を的確に行えば、十分抜かずに治すことができます。

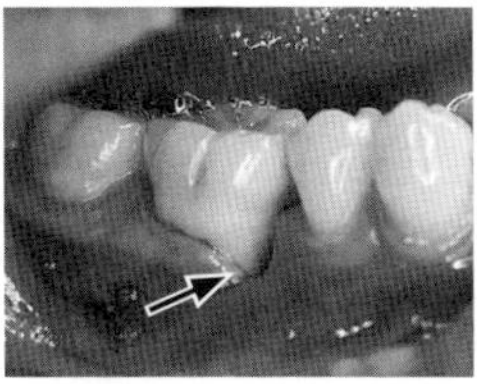

①治療開始時、歯肉が大きく退縮し、自然出血している（⬅）。歯周ポケットの深さは10ミリ以上ある。

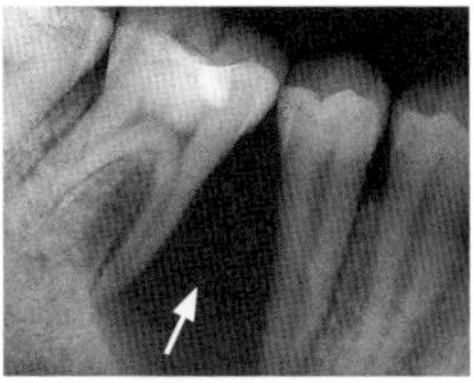

第二小臼歯と第一大臼歯の間が真っ黒になっている（⇦）。この部の歯槽骨が溶け出してしまっている可能性が高い。

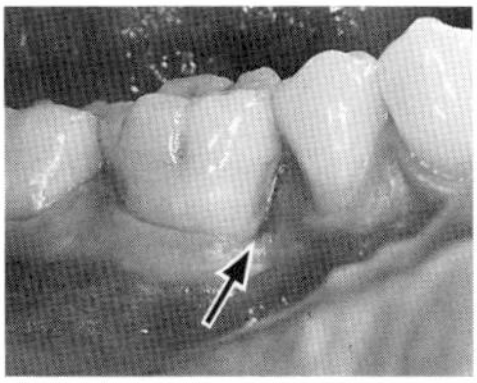

②３年後、歯肉は生理的形態を取り戻している（⬅）。

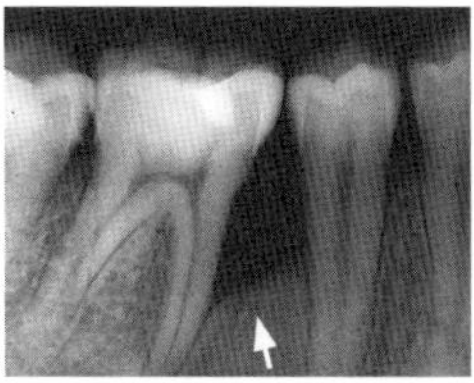

歯と歯に白っぽい不透過像が確認できる（⇦）。歯槽骨が徐々に回復してきたように見える。

症例3　動揺度が大きい

動揺度が大きい歯はその原因を見つけ出し、それに対する治療を行うことで、動揺を止めることができます。

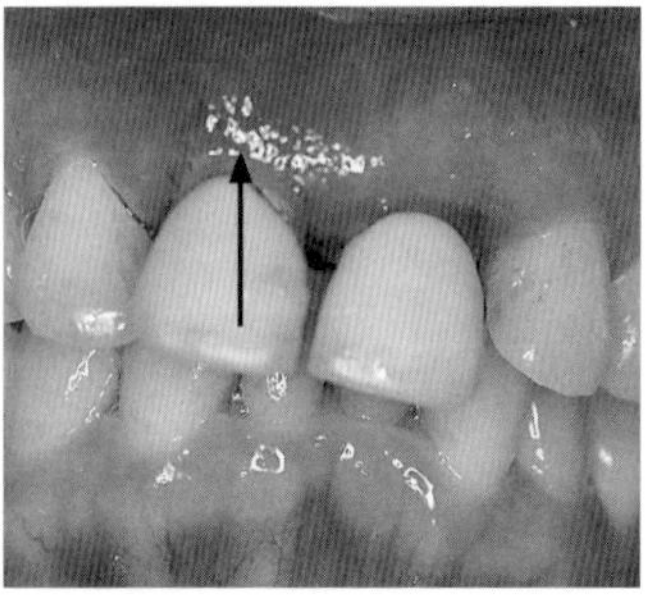

①治療開始時、歯肉は赤く膨れ上がっている（⬅）。歯周ポケットからは止めどなく膿が排出されている。

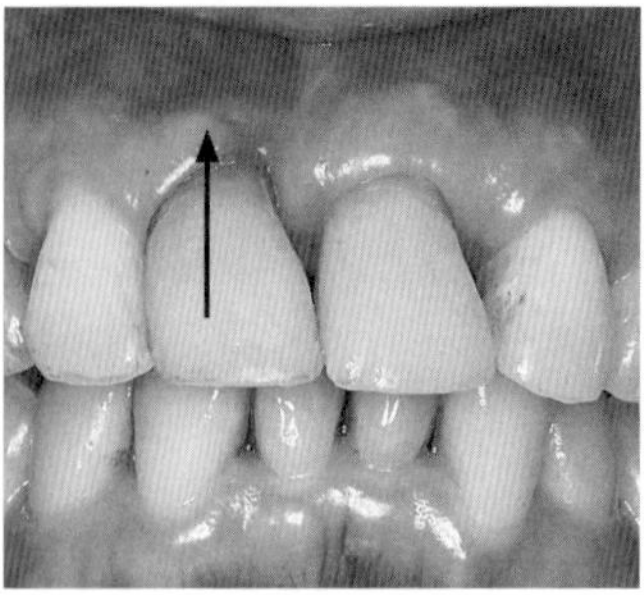

②3年後、歯肉の炎症は治まり、歯肉の状態は改善してきた（⬅）。形態がまだ生理的な状態ではないが、これも徐々に改善していくと考えられる。

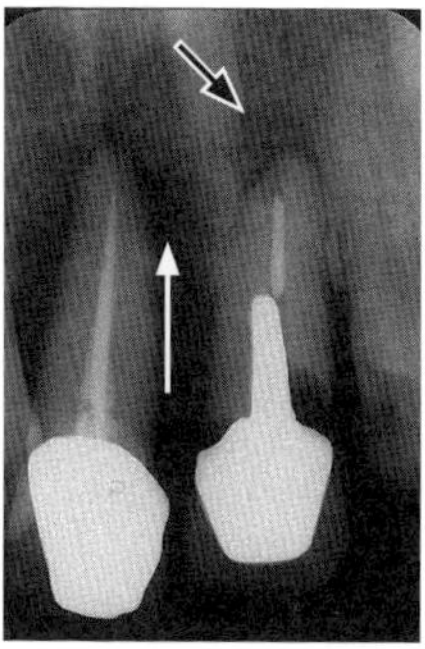

①治療開始時、右上の中切歯はほとんど骨支持を失っており、動揺が激しい（⇦）。左上の中切歯には根尖病変が認められる（⬅）。

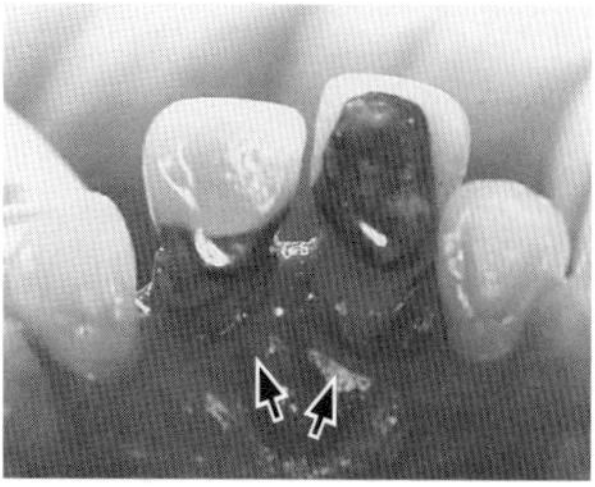

口蓋側の歯肉も腫れ上がっており、出血排膿を認める（⬅）。

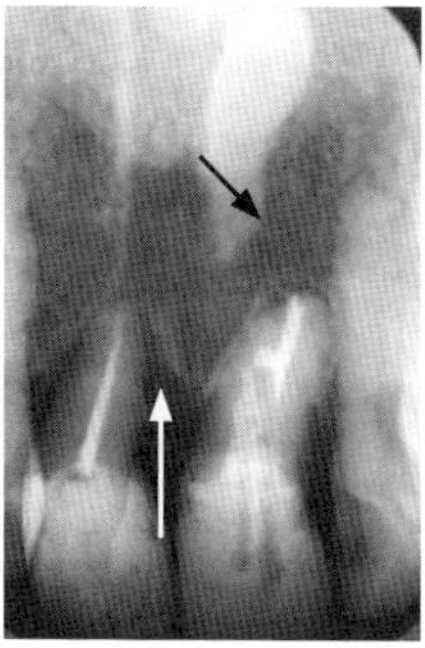

②歯周治療を行い、歯槽骨の状態は改善してきたようにみえる（⇦）。動揺はまったくなくなってしまった。左の中切歯の透過像も消失した（⬅）。

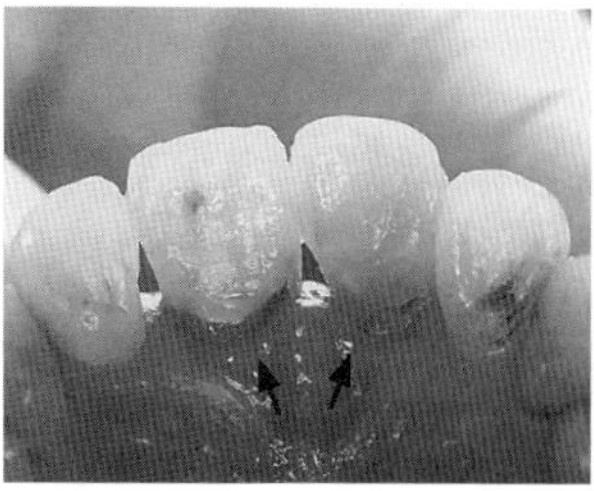

歯肉も健康状態を取り戻している（⬅）。治療開始時グラグラだったので、歯を磨くときは左手でおさえながら一本ずつ丁寧にブラッシングしていた。

症例4　根分岐部病変

大臼歯は通常、歯根が複数あります。それらの根と根の間は歯槽骨で埋まっていますが、その部位の歯槽骨吸収が始まったのを、根分岐部病変といいます。分岐部にプローブ挿入して、どこまでプローブが入るかで1度から3度に分類されます。

1度：歯冠幅の1/3以内、2度：歯冠幅の1/3以上で貫通しない、3度：完全に貫通する。

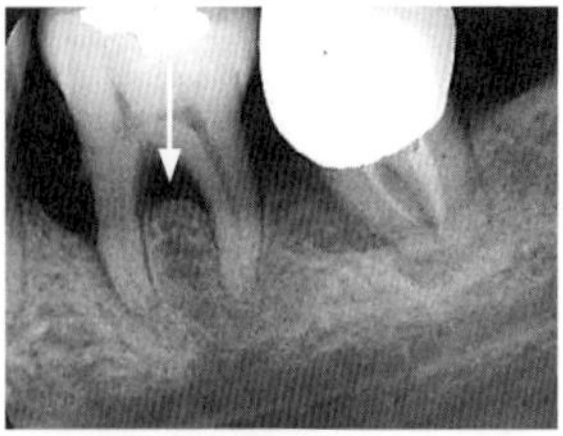

①治療開始時のエックス線写真、第一大臼歯の根分岐部に透過像が確認できる（⇦）。歯槽骨の吸収が始まっていると考えられる。3度の根分岐部病変。

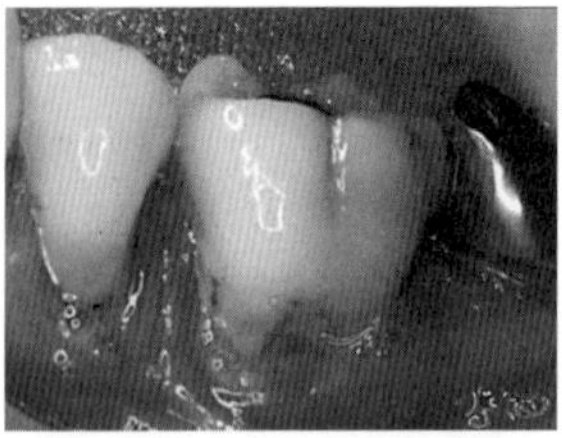

②治療開始時の歯肉は発赤腫脹が著しく、出血、排膿も認められる。

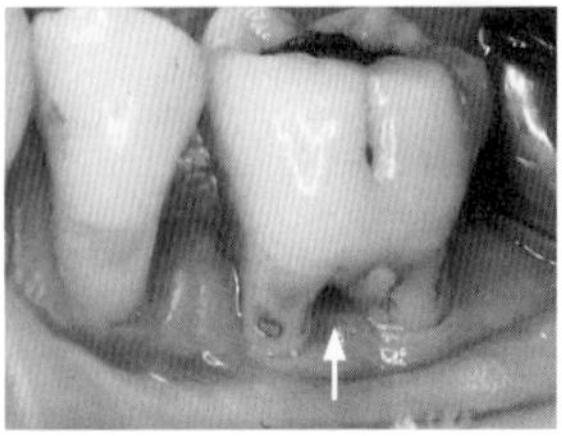

③ブラッシングを丁寧に行い、2年半後には歯肉は健康状態を取り戻した。分岐部（⇦）は歯間ブラシで清掃を行っている。

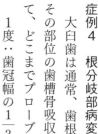

症例5　大きな根尖病変《こんせんびょうへん》

レントゲンで歯根の先端に黒い像ができている場合、根尖病変を疑います。

大きな病変は従来抜歯の対象になっていましたが、丁寧な根管治療を行って、ほぼ問題なく解決できます。

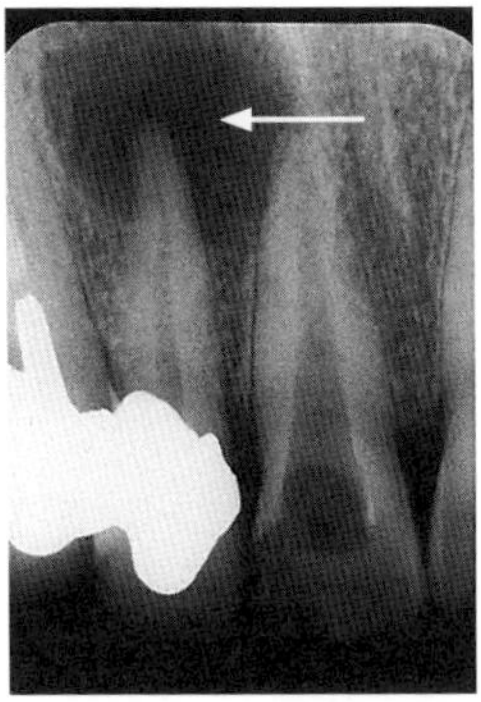

①治療開始時、上顎の側切歯の根尖に大きな透過像を認める（⇦）。これが根尖病変。

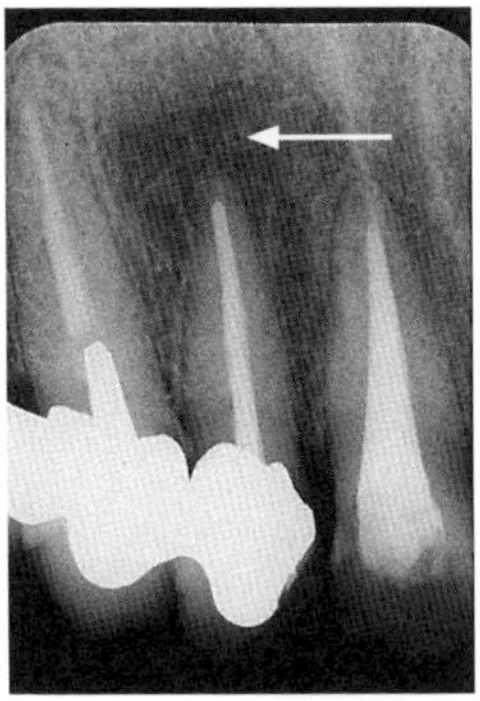

②１年後、根尖病変は根管の汚染が原因なので、根管治療を丁寧に行えば改善することができる（⇦）。

症例6　ペリオエンド

歯周炎の骨吸収と根尖病変が合体したようなエックス線像を呈することがあります。これをペリオエンドといいます。ペリオエンドの処置は根管治療を先に行います。

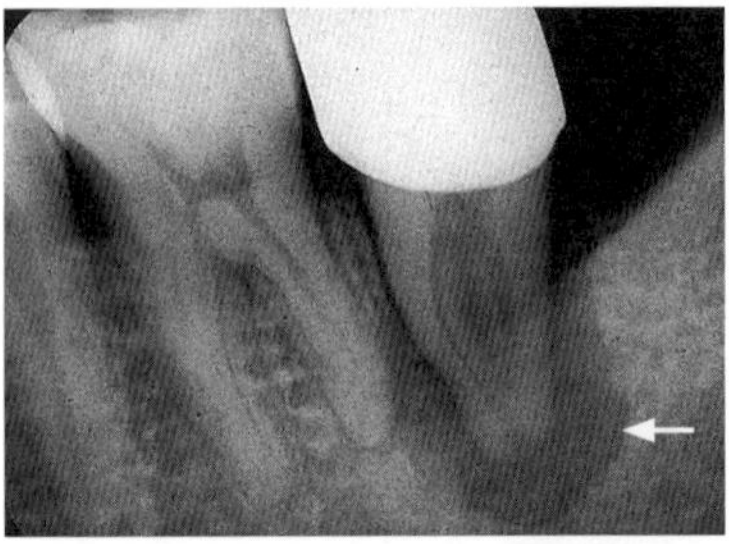

①歯根を取り囲んで大きな透過像が確認できる（⇦）。

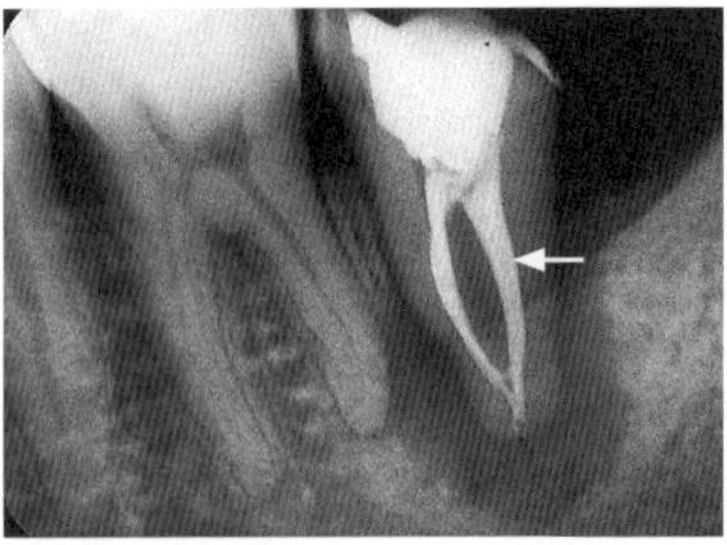

②根管の汚染物質を取り除き、根管充填を行った（⇦）。

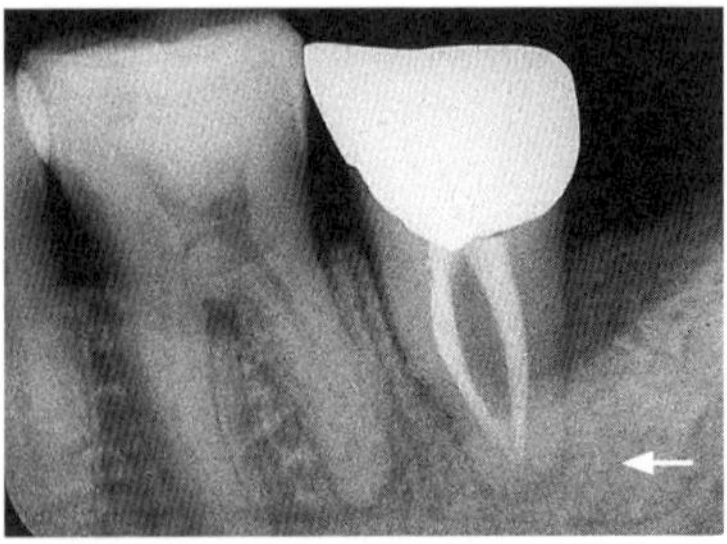

③時間経過とともに歯槽骨が改善してきた（⇦）。まったく問題なく機能している。

症例７　膿瘍が消失しない

歯肉がおできのようにぷっくり膨れたものを膿瘍といいます。膿瘍を形成する主たる原因としては、歯周病、根尖病変、歯根破折などがあります。

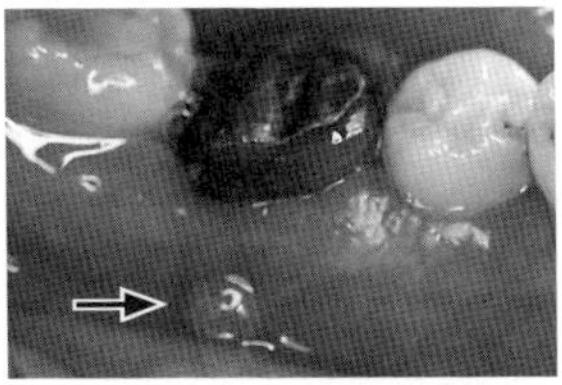

①第一大臼歯の歯肉に膿瘍が形成されている（⬅）。４軒の歯科医院で抜歯と言われた。

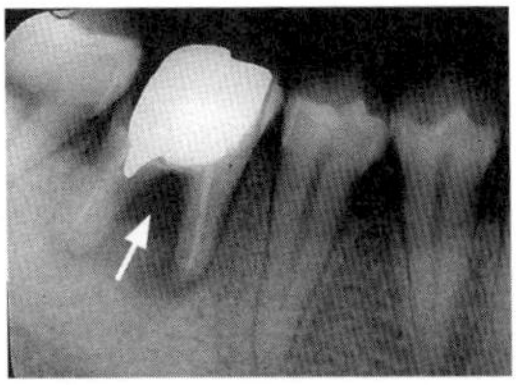

エックス線写真で根分岐部に透過像が広がっている（⇦）。

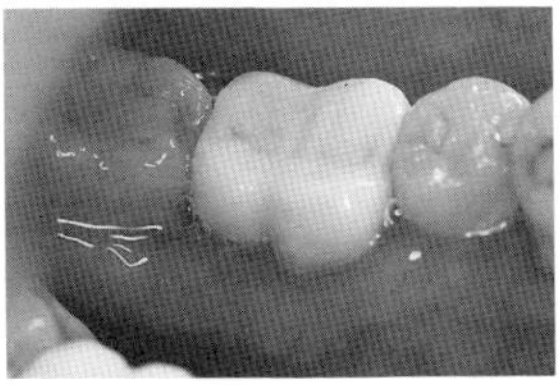

②根管治療を行い、根を分割した。半年もしないうちに膿瘍は消失した。

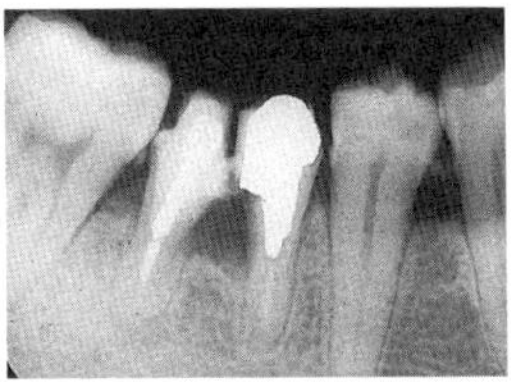

１年もすると徐々に歯槽骨は回復してきたようにみえる。

症例8　残根状態

むし歯で歯冠部が崩れ去り、歯根だけがかろうじて残っている状態を残根状態といいます。

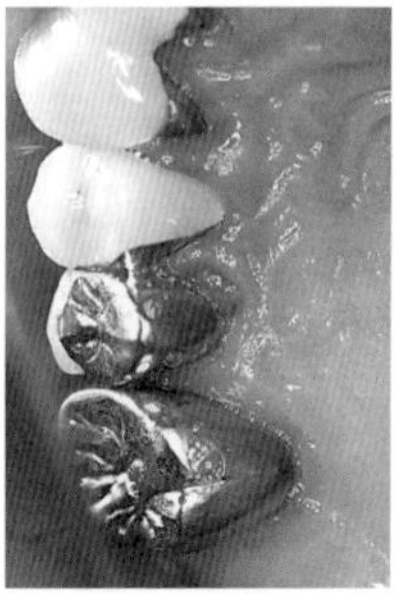

①奥歯にクラウンがかぶっている。2本の小臼歯は連続冠で連結されている。

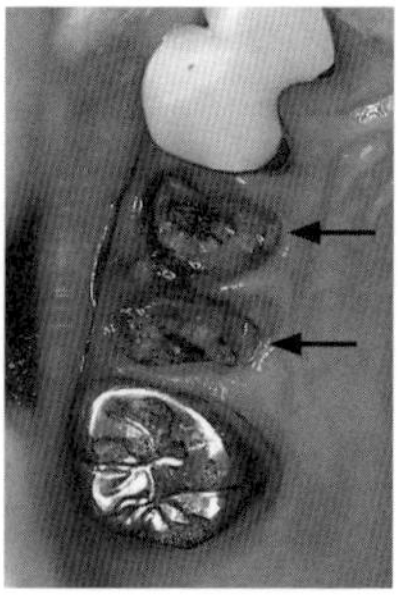

②小臼歯の連続冠が取れて、残根状態になっている（⬅）。地元の歯科医院で抜歯と言われた。

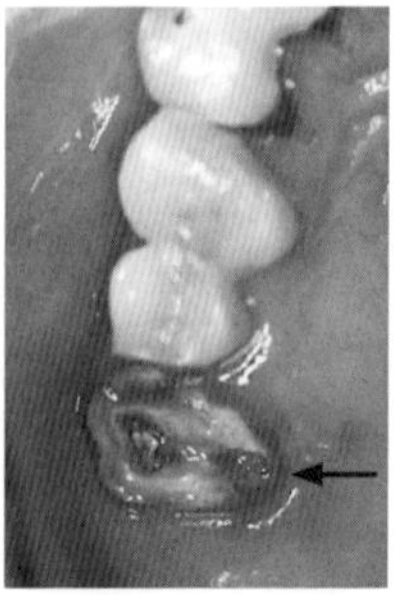

③今度は第一大臼歯のクラウンが取れてしまった（⬅）。こちらはそれほど二次う蝕は進んでいない。

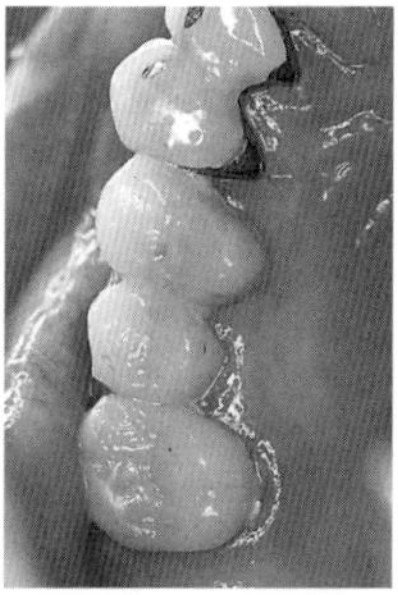

④どの歯も抜かずに修復処置を行った。最初の連続冠の脱落からは5年経過している。

症例９　歯根破折

歯根破折の治療法としては破折片の除去、接着、根分割などさまざまな治療法があります。

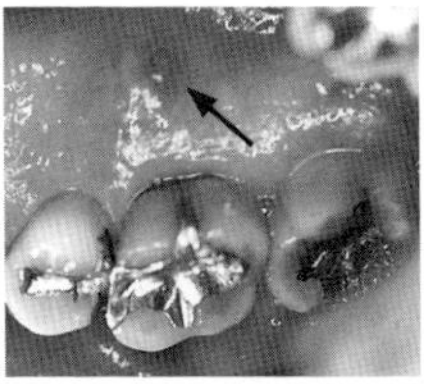

①第一大臼歯の内側（口蓋側）の歯肉に膿瘍が形成されている（⬅）。

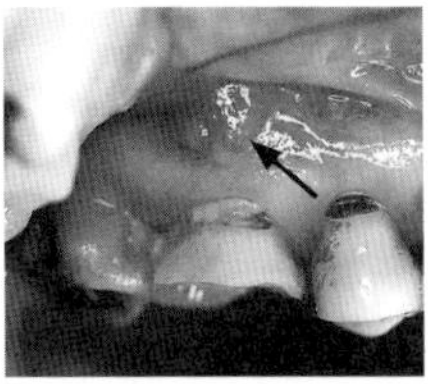

②しばらくして、外側（頬側）にも膿瘍が形成された（⬅）。両側に膿瘍ができる場合は歯根破折が原因であることが多い。

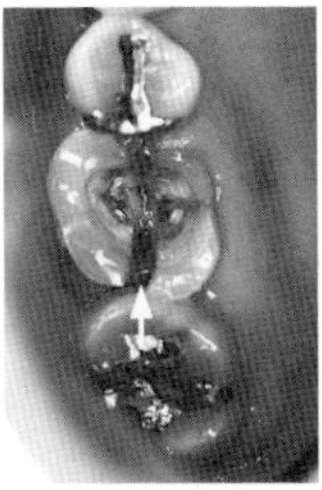

③破折（⇦）が確認できたので、根を分割することで対応した。

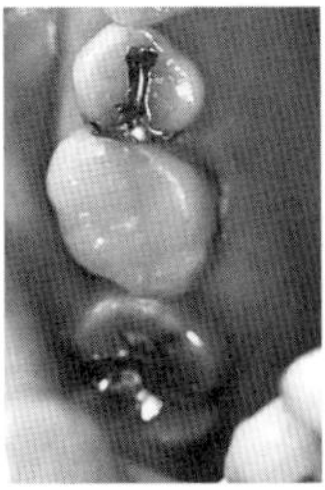

④歯に負担がかからないようにコンポジットレジンで修復した。

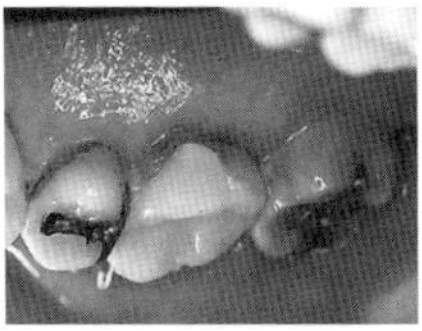

⑤口蓋側の膿瘍も完全に消失し、瘻孔（フィステル）なども存在しない。治癒と考えてよい。

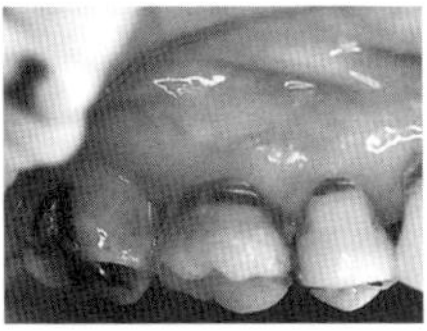

⑥膿瘍は再発していない。

「抜かない歯科治療」の意味

「抜かない歯科治療」の話をすると、そんな面倒くさいことはしないで、さっさと抜いて噛めるようにするのが歯科医の仕事ではないか、という反対意見をもらうことがあります。そこで「抜かない歯科治療」の意味について少し触れておきたいと思います。

片山セミナーの受講が認められると「修復・補綴物装着は口腔疾患治療の完成か」という標題のパンフレットが送られてきます。補綴物の装着は歯科治療のゴールではなく健康の獲得と維持増進のためのスタートにすぎない、というのがこの提言の趣旨です。補綴物を装着する歯はもともとむし歯や歯周病で弱っていた歯です。そのような歯に補綴物を入れても、むし歯で失った歯質や歯周病で破壊された歯根膜が取り戻せるわけではありません。弱った歯に以前と同じような負担をかければ、歯はまたトラブルを引き起こしてしまうかもしれません。脆弱な歯を持たせようとするときには、その歯の実力がどの程度あるのかを十分理解して、労わって使う必要があります。そのためには生活そのものを改善する必要があり、それが口の健康ひいては全身の健康の維持増進に役立つ、という考え方が片山歯科臨床哲学の根本にあります。片山先生は自身の身体をいとおしんで大切にすることこそ歯周治療後のメインテナンス（SPT）と考え、「療養」という日本語を当てていました。

修復・補綴物装着は口腔疾患治療の完成か

修復・補綴物装着は口腔疾患治療の完成か

◎修復・補綴物装着は、いわば永続的包帯であり、そして機能を代行する保護的補綴物であり、損耗し老化する生体に適応して自らも損耗老化を続ける代用（人工）臓器である。だから治療の完了ではなく、健康保全の準備の終りでしかない。

◎また疾患治療は、病因の存続する生活が続けられるなかでは対症療法であり、どのように良くなったとしても一時的で、したがって緩解しているにすぎない。

◎だから「病因除去と体力増強」が、健康を十分維持できる状態になるのでなければ、健康回復したのではない。したがって治療の完成は医師の「手のなかにだけある」のではなく、患者の自覚による生活の改善のなかにだけ創り出されるものだ。

◎社会生活のなかでの「心・身」のコントロールは、自覚による自身に対しての管理統御であり、自覚によってのみ行われるもの。したがって医療者は、医療を通し病者の自覚をうながし、生活改善の援助者となる。

◎これらの主旨が回復治療の間に、患者に納得できれば継続的な検診と助言､援助を求める健康指導のクライエント（依頼者）と変貌成長する。見ていただいた治療例は、その間の記録である。

◎質問にお答えする医療論は、すべて治療例の記録によって得られた実証（実際治療の結果＝データ）に基づくものである。

片山歯研セミナー

メインテナンスに療養という訳をあてていた

メインテナンス（現在ではSPT）は定期検診に通うことではなく、ブラッシングを的確に行い、食生活に始まる生活改善により自らの身体を労り療養していくことである、と片山先生は考えていた。したがって、定期的に歯科医院に通うことは否定していた。当時、定期検診をリコールと呼ぶ歯科医がいたが、リコールとは欠陥品を呼び戻すことで、患者さんを欠陥品扱いするとは何事ぞ、とひどく立腹していたことを覚えている。

ホープレスの歯でも自分の身体

すべての歯科医がホープレスという歯でも、その歯をいとおしみ大切にすることには意味があると私は考えています。

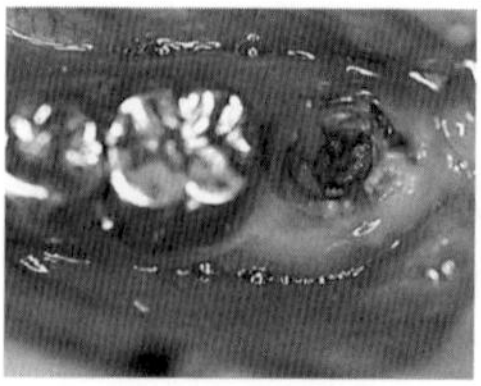

①どの歯科医に尋ねても「抜歯」という答えが返ってくるはずの残根。根面は深くまで軟化象牙質におおわれ、歯根破折を起こしている。

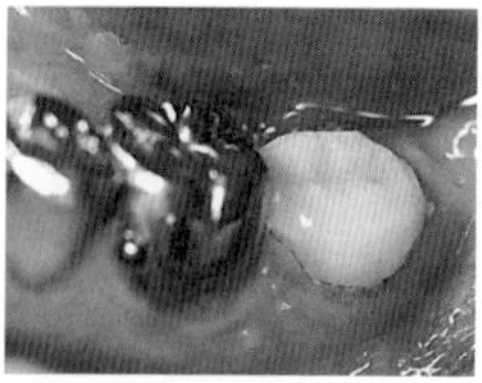

②軟化象牙質を除去して、コンポジットレジンで修復を試みた。膿瘍などは見当たらず、歯肉の炎症症状は他の部位と変わらない。

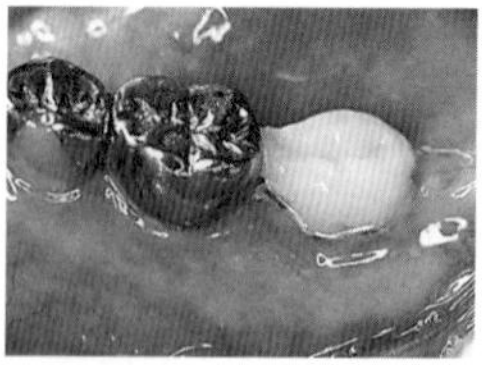

③３年半経過したときに一部破損したが、再度レジンで修復した。その状態で現在も使用しているが、問題なく機能している。

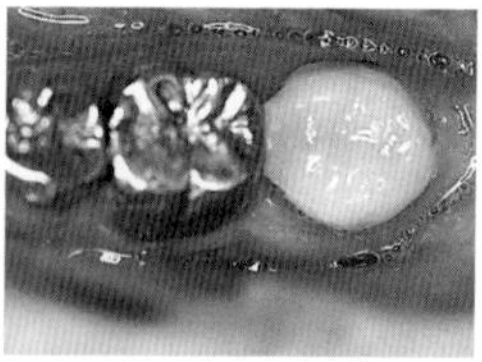

④この状態で長持ちさせるのが目的ではなく、このような状態に至らしめた原因を患者さんが自覚し、その原因を除去しながらこの歯を労わって使うことが大切だと考えている。

「できるだけ抜きません」は「場合によっては抜きます」ということ

インターネットにアクセスすると、「歯を抜かない」をうたい文句にしているウェブサイトがたくさん見つかります。しかし、そのようなサイトの「歯を抜かない治療」は私たちの「抜かない歯科治療」とは大幅に異なっています。そのことに少し触れておきたいと思います。

「歯を抜かない歯科治療」に関連してインターネットでよく見かけるフレーズに「できるだけ歯を抜かない」という表現があります。「歯を抜かない」と言っているのに歯を抜いてしまってはウソになるので、その前に「できるだけ」という言葉をつけるわけです。しかし、「できるだけ抜かない」というのは、「場合によっては抜きます」ということの裏返しです。この「場合」というのはあくまで担当歯科医が判断する「場合」ということに注意してください。その歯科医院の抜歯の基準をしっかり確認しておかないと、抜く必要もない健康な歯でも「場合」に該当するからといって、簡単に抜かれてしまうことになりかねません。

インプラントを埋入する「場合」には、まったく健康な歯でも抜いてしまうことがあります。腫れや膿が出るなどの症状が止められない「場合」にも、やはり抜かれてしまいます。動揺があってブリッジの支台にできない「場合」も、抜歯の対象になってしまいます。

インプラントを入れたいので抜歯

インプラントのために、早めの抜歯を勧める歯科医が増えています。インプラントを成功させるためには、歯槽骨がたくさんある方が有利なので、なるべく骨の残っているうちに歯を抜いてしまいたいわけです。つまり、インプラントを埋入するために、抜く必要のない健全な歯を抜いてしまうという本末転倒のことが起こっているわけです。

インプラントを何本も埋入するときは、神経のない歯（失活歯）は抜歯して、そこもインプラントにするというのがインプラントジストのコンセンサスになっています。

失活歯は歯根破折の危険性が増し、後々抜歯になってしまう可能性が高いので、早めに抜いてインプラントにしてしまった方がよい、というのがその理由です。しかし、これもかなり妙な理屈です。失活歯が割れやすいのであれば、割らないようにインプラントで守るのが歯科治療だと思うのですが、インプラントジストはそのような考え方をしないわけです。

インプラントを入れたい歯科医にとっては、何も問題ない健全な歯でも抜歯の適応となってしまうことになります。しかし、この先ずっと何の不自由もなく使える歯をインプラントのために抜歯することは、到底許されることではありません。インプラントを埋入したい歯科医は患者さんの口の健康より、インプラントの成功の方が大切になっているようです。

ほぼ健全な歯を抜いてインプラントを勧められた

定期検診に行った歯科医院で、自覚症状のまったくない上顎の大臼歯を抜歯してインプラントにするように勧められました。レントゲンで、骨が溶けているからというのがその理由です。しかし、この程度の骨吸収で歯を抜いてしまったら、歯周病に罹患している歯のほとんどが抜歯の対象となってしまいます。この歯科医は、インプラントのために正常な判断力を失ってしまったとしか思えません。

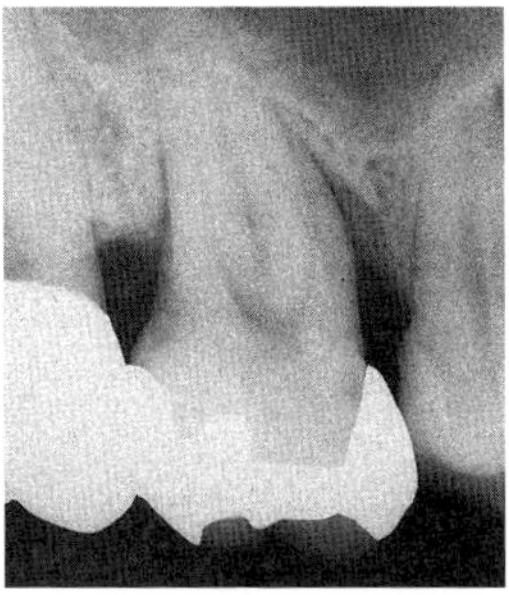

エックス線写真の透過像は咬合性外傷の要素があるかもしれない。

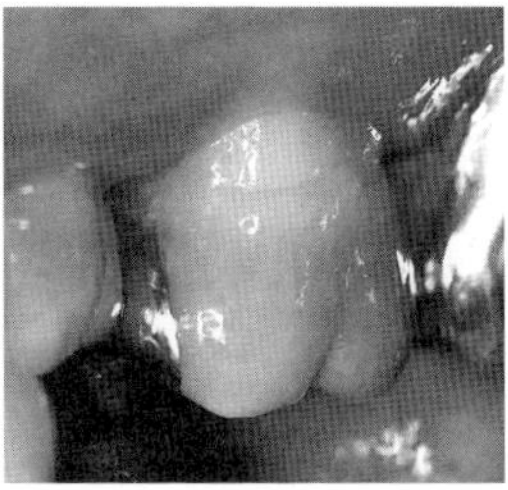

歯肉の炎症症状はほとんど認められない。

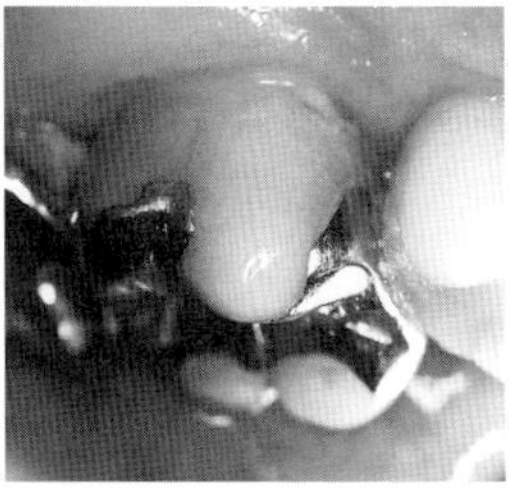

歯周ポケットも４ミリ程度で、抜歯の対象となるような歯ではない。

膿瘍や動揺を治せないための抜歯

膿瘍や歯の動揺を治すことができず、対応に窮して抜歯を勧める歯科医もいます。膿瘍や動揺の治療法が分からないので、「治らないので抜きましょう」と言うわけです。

膿瘍を発症した場合、その原因を究明して治療するのが歯科医のやるべきことです。歯周病由来の膿瘍なら歯周治療、根尖病変によるものであれば根管治療をすることで治します。動揺が止まらないときは、咬合性外傷と歯周炎の治療を行えばよいだけのことです。

ところが、それができない歯科医がたくさんいるわけです。勉強会や講習会で取り上げられるテーマはインプラントや矯正など高額な自費治療のテクニックばかりで、膿瘍の処置のような売り上げにつながらない治療については、あまり勉強する機会がありません。

膿瘍や動揺の治療は困難で大変です。しかも、鑑別診断も難しいし、収入にもつながりません。その結果、抜歯を選択する歯科医が多くなってしまうわけです。抜いてしまえば膿瘍は消えてしまいますし、動揺ももちろんなくなります。

しかし、それで歯科疾患が治ったことになるのでしょうか。私は治したことにはならないと思います。

膿瘍や動揺の治療法が分からないからといって抜歯に逃げ込む歯医者は歯科医《しかい》とはいいません。歯科医者《はかいしゃ》といいます。

重度歯周炎の歯は抜歯

55歳の女性、重度の歯周病で体調がすぐれないと急性発作を起こし、歯肉が腫れ上がります。歯を支えている歯槽骨がほとんど吸収してしまっています。

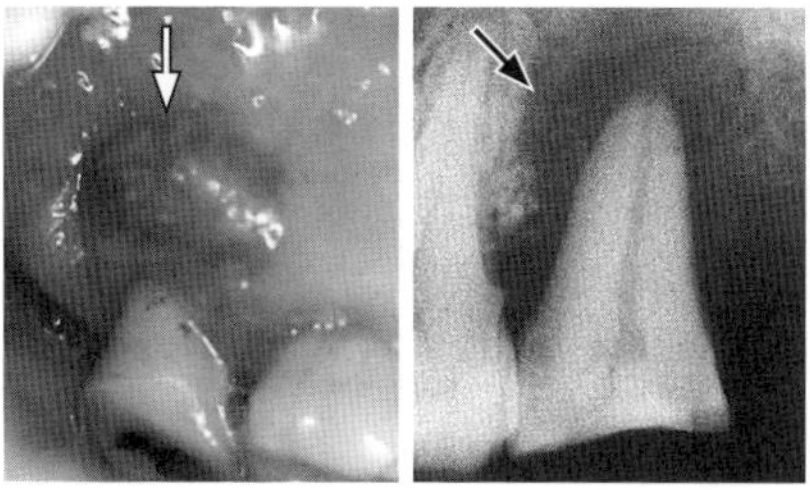

①治療開始時、（右図）根の周りに透過像が広がって（黒くなって）いて、歯槽骨はほぼ吸収してしまっているように見える（⬅）。（左図）膿瘍を形成することもあった（⇦）。

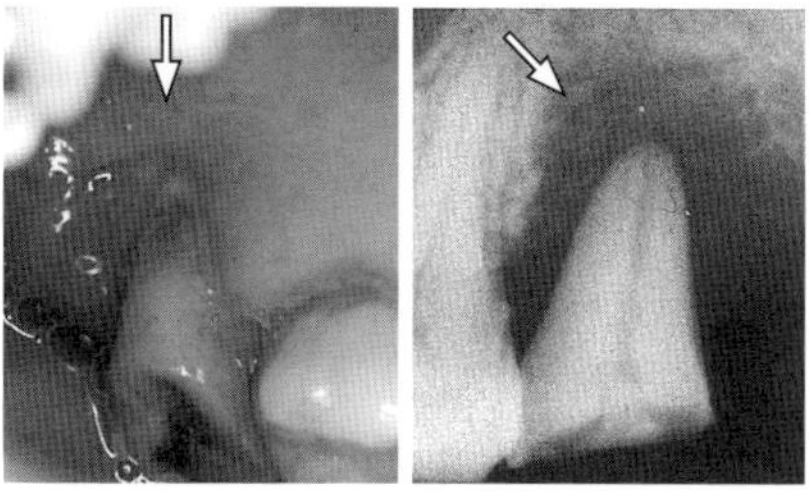

②（左図）歯周病治療を続けることで腫脹は消退し（⇦）、（右図）歯槽骨も改善傾向を示すようになる（⇦）。

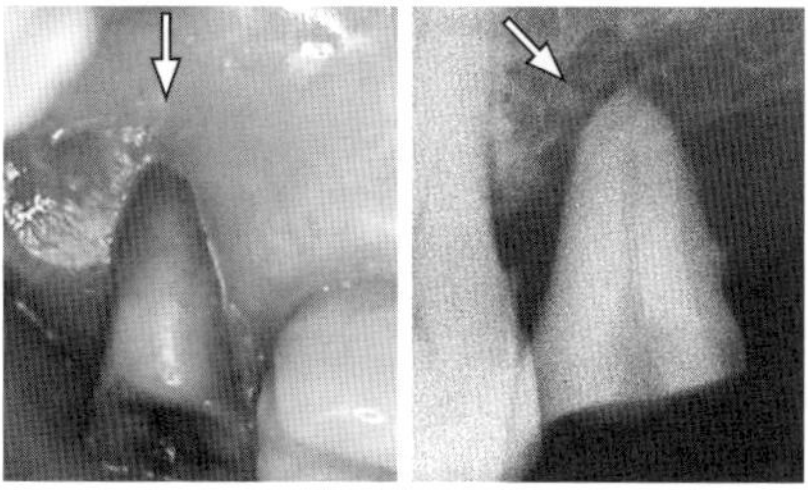

③（左図）細菌と力のコントロールを続けることで、歯肉の炎症は治まり（⇦）、（右図）歯槽骨も回復してきたように見える（⇦）。

補綴物のための抜歯

　クラウンやブリッジなどの補綴物を入れても、すぐに取れてしまったり、短期間で痛みが出てしまったりしたら、その歯医者は腕が悪いということになります。したがって、補綴物を入れてもすぐ取れてしまいそうな歯や、痛みが出てしまいそうな重度歯周病の歯は抜いてしまうのが、腕のよい歯医者への近道ということになります。特に自費治療の場合は、何万円もする補綴物が数年でだめになってしまっては患者さんが納得してくれません。そこで、将来が不安視される歯は積極的に抜歯してしまうことになります。

　一方、なるべく歯を抜きたくないので、すぐ取れてしまってもよいから健康保険で修復してほしいと思っても、残念ながらその望みはかなえられません。健康保険ではその補綴物が2年の間に取れてしまった場合は、無償でやり替えなくてはならないという決まりがあるからです。また、その歯が抜歯となってしまって、ブリッジや入れ歯を作るときもその歯科医院が補償しなければなりません。

　無償でクラウンを何度もやり直したり、まったく報酬の得られない入れ歯やブリッジを作ったりする危険を冒してまで重度歯周病の歯や残根を残す歯科医はいません。したがって、健康保険の治療でも保存の難しそうな歯は、どんどん抜かれてしまうことになるわけです。

補綴物を入れても持たないから抜歯を勧められた

42歳の男性です。歯周病が心配で歯科医院に行ったところ、7本の歯を抜歯して、インプラントか、ブリッジを入れることを勧められました。

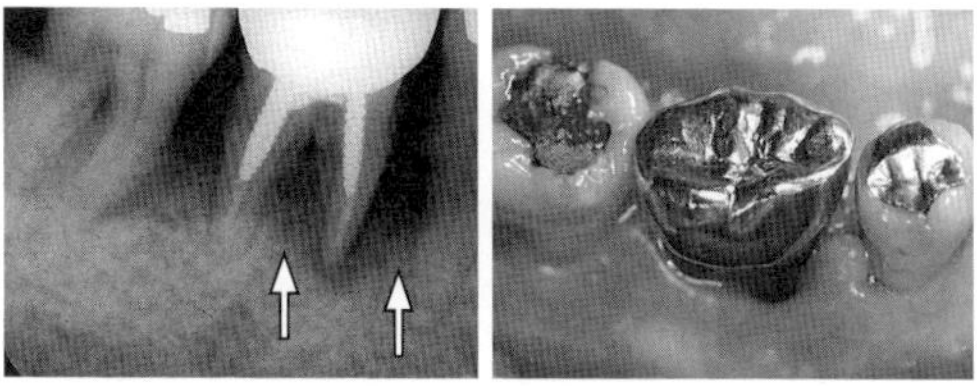

①治療開始時、歯肉はぷっくりと腫れており、エックス線写真では歯根の周りが黒くなり歯槽骨吸収が分かる(⇦)。

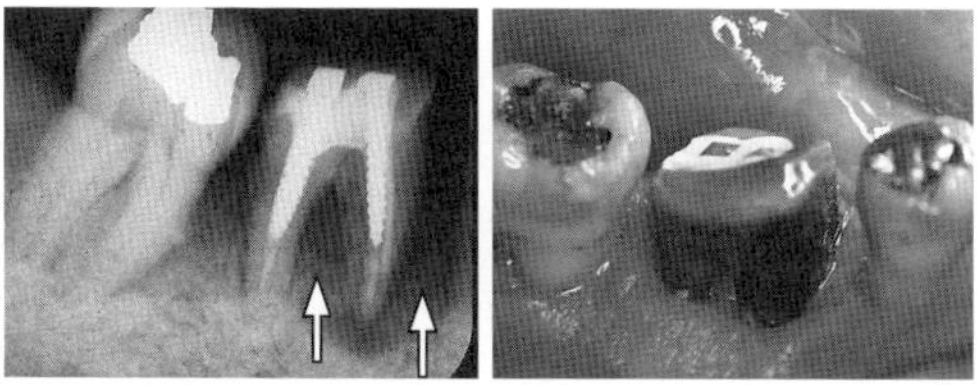

②クラウンを除去して力の軽減を図る。

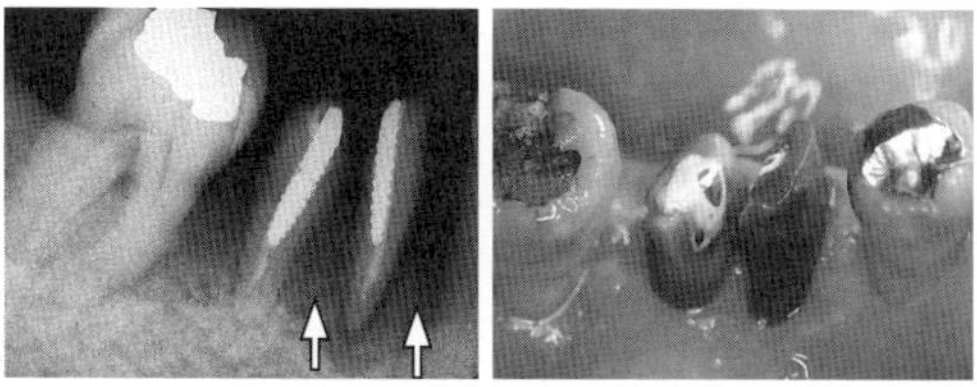

③歯を分割して自然移動を容易にする。

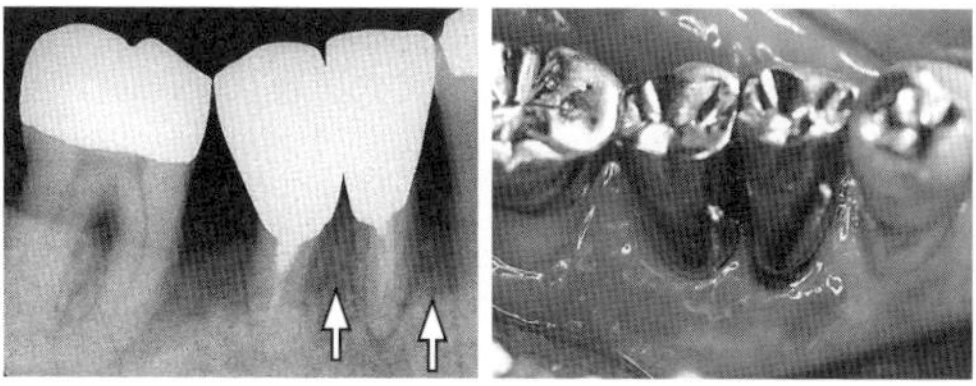

④歯周病治療を進めるにつれ、歯槽骨が改善してきたことが分かる(⇦)。

釈然としない抜歯説明① 隣の歯に歯周病菌がうつってしまう

歯を支えている歯槽骨の吸収が甚だしくて動揺が顕著だったり、膿瘍がなかなか消失しなかったりすれば、患者さんにもそれなりに自覚症状があるので、抜歯を勧められても比較的納得できます。しかし、補綴物を入れるじゃまになる、インプラントを埋入したい、などという歯科医の都合で抜歯を勧められた場合は、それほど簡単に抜歯を受け入れることはできません。そこで、歯科医はいろいろな理由をつけて説得を試みるのですが、歯科医が言う抜歯の理由は、甚だ説得力を欠いています。

「重度歯周病の歯は歯周病菌が隣の歯にうつってしまうから抜かないといけない」と説明する歯科医がいます。しかし、隣の歯に歯周病菌がうつることはありません。

歯周病菌と考えられている細菌は遊離酸素がないところを好む嫌気性菌です。したがって、歯周ポケットの深いところにいるわけで、簡単に隣の歯に移動することはできません。

歯周病菌の一つであるアクチノバチラス・アクチノミセテムコミタンス（以下Ａａ菌）を、若年性歯周炎の患者の病的歯周ポケットから、同一患者の健康歯肉溝に移せるかどうかを確かめた研究があります（＊4）。この論文では、病的なポケットから健康な歯肉溝に移されたＡａ菌はその部に歯周炎を発症させることなく、3週間以内に完全に排除されてしまったと報告しています。つまり、意図的に歯周病菌を隣のポケットにうつすことはできなかったわけです。

歯周病の検査として日常的に行われているものに、歯周ポケットの診査があります。これは、プローブという器具を使って、歯周ポケットの深さを測ったり、歯周ポケットからの出血の有無を調べたりするものです。歯周病菌が隣の歯にうつるのであれば、歯周病菌のいるポケットの診査をしたプローブには細菌がついているはずですから、１回ごとにプローブの先端を滅菌する必要があります。しかし、そのようなことを行っている歯科医はいませんし、プロービングで歯周病菌が隣の歯にうつると注意を呼び掛けている歯周病学者もいません。つまり、ほとんどの歯科医は歯周病菌が隣の歯にうつるとは考えていないわけです。

「歯周病菌が隣の歯にうつるから抜歯しましょう」と言っている歯科医は、歯周病菌が隣の歯にうつることを心配してそう言っているわけではありません。ただ、歯を抜きたいがための理由として菌がうつると言っているにすぎないわけです。

＊４　Christersson,LA., Slots,J., Zambon,JJ., Genco,RJ.：Transmission and colonization of Actinobacillus actinomycetemcomitans in localized juvenile periodontitis patients. J Periodontol. 1985 Mar;56(3):127-31.

釈然としない抜歯説明② 隣の歯の歯周病が悪化してしまう

「重度歯周病の歯を無理して残しておくと、隣の歯の歯周病を悪化させてしまうので抜いた方がよい」という説明も歯科医がよく使うフレーズです。しかし、重度歯周病歯が隣の歯の歯周病を悪化させるようなことは一切ありません。

治療のかいなく、その歯の歯根膜が失われると、その歯は自然に抜けてしまいます。しかし、自然脱落しても、隣の歯の歯周病が重症化してしまうということはありません。つまり、重度歯周病の隣在歯の歯周病が悪化することはないということになります。

歯周病の初発は大臼歯部が多いのですが、例えば右の大臼歯の歯周病が進行したとき、次にトラブルを起こすのは右側の歯ではなく、左側の臼歯であることがほとんどです。これは噛みにくいところを避けて噛む「力」の要素が大きいと考えられますが、とにかく臨床的な観察では、重度歯周病の隣の歯の歯周病が悪化することはまれであるということはいえると思います。

歯周病が重度に進んだ歯では、エックス線写真で陰影が隣の歯にまで影響を与えているように見えることがあります。エックス線写真でその歯の歯槽骨がないように見えても、健康な歯根膜さえ残っていれば、歯槽骨の不透過像は改善します。エックス線写真だけで隣の歯にまで影響を与えていると判断するのは間違っています。

歯周病で自然脱落してしまった隣在歯、25年経っても健在

治療開始時、36歳の女性です。重度の歯周病に罹患していました。ブラッシングを始めて1週間後に、重度歯周病だった上顎の第一大臼歯が自然に抜けてしまいました。重度歯周病の歯の隣の歯は早く抜かないと歯周病が悪化するのであれば、次に歯周病が進行するのは隣接する第二小臼歯か、第二大臼歯のはずです。しかし、両隣在歯とも、20年を越えた今も健在です。重度歯周病の歯が隣の歯を悪くすることなど絶対ありません。

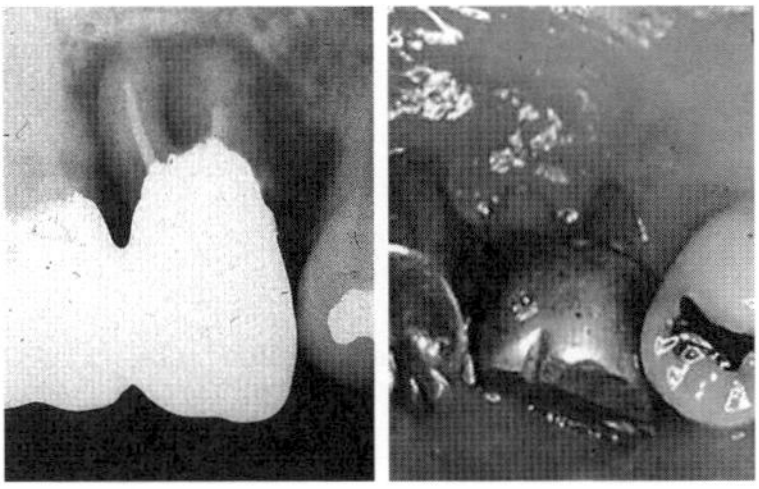

①治療開始時、クラウンのかぶっている第一大臼歯は自然に抜けてしまった。

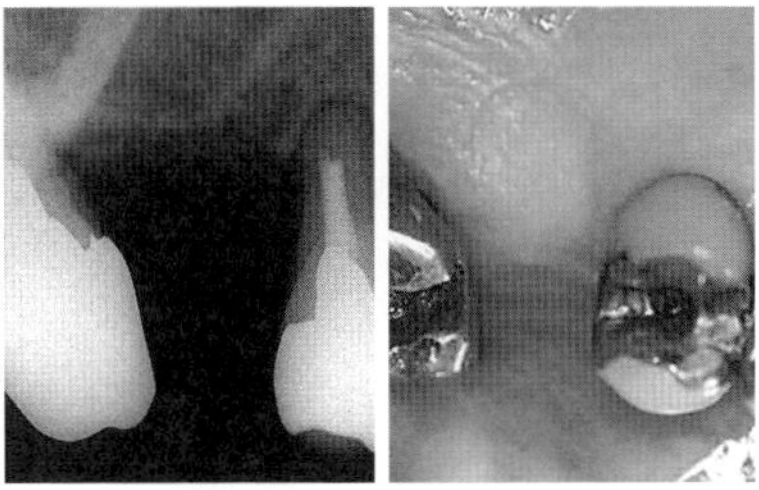

② 10年経過、両隣在歯とも問題なく経過している。

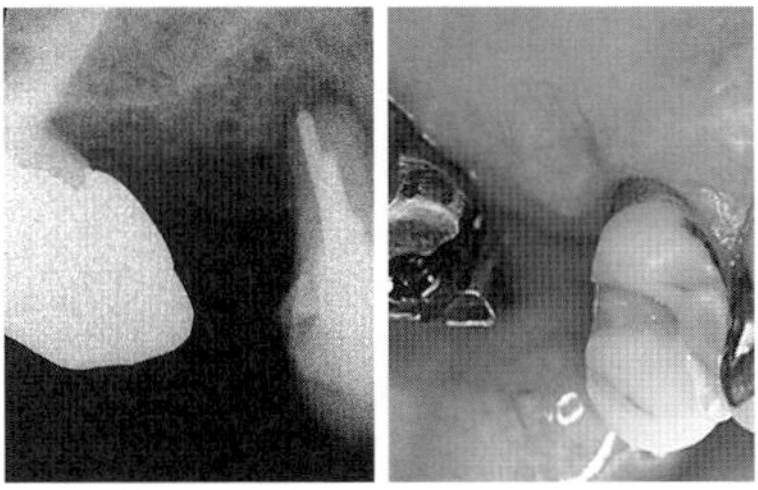

③ 23年経過、補綴物を変更したが、歯周病は治癒している。

釈然としない抜歯説明③　腫れや痛みを繰り返す、入れ歯、インプラントが入れにくくなる

「抜歯しないと、腫れや痛みを繰り返します。抜いた後の入れ歯やインプラントを難しくします」と言って抜歯を勧められることもあります。しかし、「腫れや痛みが出る」というのは、その歯科医が腫れや痛みをもたらした歯科疾患を治すことができないだけで、歯科医としての力量不足を自ら告白しているようなものです。「抜いた後で入れ歯やインプラントを難しくしてしまう」というのも、入れ歯を入れる技術の未熟さを白状しているにすぎません。私はかえってインプラントが失敗してしまったときの方が、大きな苦痛を招くと考えています。

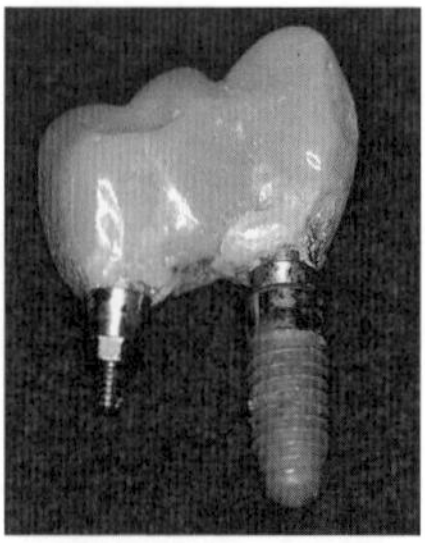

2本のインプラントをつなげてあったものが取れてしまった。
右側はインプラント体ごと脱落してしまった。左側はアバットメント（連結部）が外れてしまった。

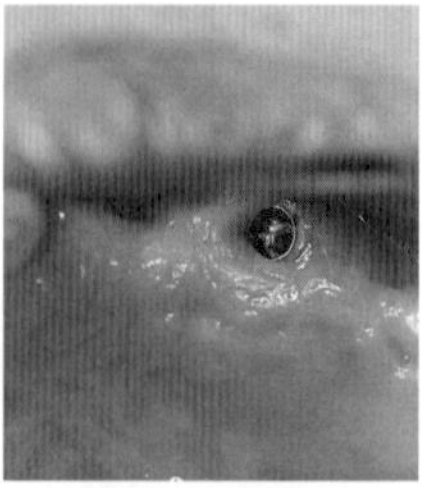

インプラントが脱落した後の口の中の状態。残っているインプラント体の周りからは、始終膿が出てきている。あごの骨も損傷してしまった。インプラント失敗のリカバリーは非常に難しくなる。

親知らずの抜歯

私が歯科医になって最初に任された処置は抜歯です。

「まあ、しばらくは私の診療を見学していてください」

そう言っていた院長が手招きして歯科医師免許を手にしたばかりの私を院長室に呼び寄せたのは勤め始めて1週間も経たないころでした。

「コニシ先生、歯を抜いたことはありますか？」

「抜歯ですか？　登院実習のときに2本ありますけれど」

「そうですか、へーベルの使い方は分かりますか？」

「一応は……」

「それなら話は早い、この埋伏智歯の抜歯をお願いします」

「えっ⁉　まいふくちしのバッシですか？」

院長がパノラマ写真で指さす箇所には、下顎の水平埋伏智歯がでーんと横たわっていました。

抜歯の中でも一番難しいとされているのが、親知らずの水平埋伏です。

「7番とぶつかっている部分をゼクレアバーで落として、ゼクレアバー知ってますね？」

「はい、昨日先生が埋伏歯を抜くときに歯を削っていたバーですね」

「そうです、あのように智歯の歯冠を落として、ヘーベルを使って抜くだけです。あっ、麻酔は大丈夫ですか」

「多分……」

「それじゃあ、やってみてください。これが抜ければ自信になりますから」

そう言い残してさっさと院長室を出て行ってしまいました。

「そうか〜、埋伏の抜歯かぁ〜、いよいよそのときがきたのだ」

甲子園の初マウンドを初めて踏む投手の心境で、診療ユニットへ向かいました。挨拶もそこそこに若干震え気味の手で麻酔注射をして、院長先生の指示通りゼクレアバーで親知らずの歯冠部分を削り始めます。解剖学などいくつかの単語を覚えるだけで精一杯でしたが、今、削っている歯の下には下歯槽管という管があって、十分注意しなければならないことは知っていました。その難関もなんとか乗り越え、いくつかの小片に分かれた歯冠部を取り出すことができました。次にドライバーのような形をしたヘーベルを歯と歯槽骨の間にねじ込んでいきます。

すると、あーら不思議、親知らずの根っこがフワッと浮き出てきたのです。（おおっ〜、やった〜）心の中で小さな雄たけびをあげました。このヘーベルを挿入することで歯がフワッと外れることを脱臼といいますが、この瞬間が歯科医にとって快感であることはあまり知られていません。患者さんにとっては苦痛以外の何ものでもない抜歯ですが、この快感のために抜くことに喜びを感じている歯科医も少なからず存在するのです。

強固に骨の中に埋まっている歯でも、適切な箇所にヘーベルを入れるといともたやすく抜けてきます。特に上顎に生えている智歯はこのポイントが簡単に見つかるので、信じられないほど容易に抜くことができます。最初の抜歯に成功して以来、院長も抜歯の症例を次々に任せてくれるようになりました。ときには難しいものもありましたが、それも何とかクリアーできると、新米歯医者の鼻はますます高くなり、埋伏智歯の抜歯に夢中になっていました。

勤務先には5年ほどお世話になり、自分の歯科医院を開設したのですが、開業してからもしばらくの間、智歯は抜くべきものと考えていました。埋伏智歯を見つけると、抜く必要のないと思われる歯でも抜歯を勧めるのが常でした。

しかし、あることをきっかけに、その考え方を１８０度転換することになったのです。

抜かなければよかった、20年後の後悔

開業3日目に来院して以来、35年間、定期的に通い続けている女性がいます。初めてお会いしたとき30代だったその方も現在は70代になっています。

初診で来院したときの主訴は、インレーが取れてしまったということでした。その後、数年はむし歯の治療を中心に来院が続いていましたが、その間に智歯（親知らず）も当然のごとく抜歯してしまいました。しばらくの間、定期検診に通って来ていましたが、やがて歯周病の症状を呈するようになってしまいました。40代も後半になると動揺する歯も出始め、60の声を聞くころになって一番奥の歯が自然と抜け落ちてしまいました。こうなると惜しまれるのは20年前に抜いてしまった親知らずです。

他の患者さんの例で、智歯が残っていれば、想像以上に口の健康維持に役立つことが分かってきていたからです。しかし時すでに遅し、調子に乗って抜いてしまったので、遊離端欠損（智歯を含めた大臼歯が3本ともなくなってしまった状態）寸前の状況に追い込まれてしまったわけです。遊離端欠損は中間歯に比べその補綴が非常に難しくなり、補綴物に対する満足度が格段に低下すると考えられています。智歯が残っていればそれが防げるわけです。

最初はよかれと思って行った智歯の抜歯ですが、20年以上も経ってからその間違いに気がついたのです。

遊離端欠損

遊離端欠損とは、歯の欠損状態を表す用語で、欠損の後方に歯が存在しない状態をいいます。片側のみの大臼歯が存在しない状態を片側遊離端欠損、左右とも存在しない場合を両側遊離端欠損といいます。

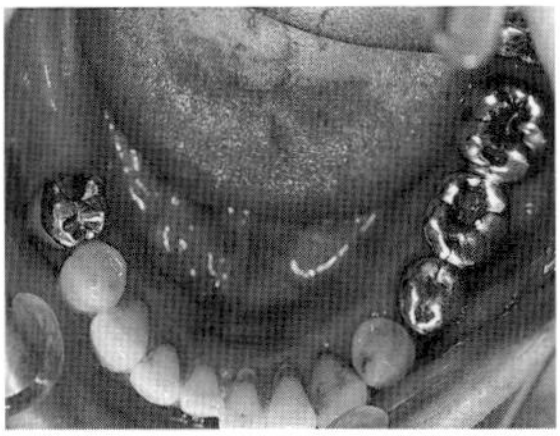

片側遊離端欠損

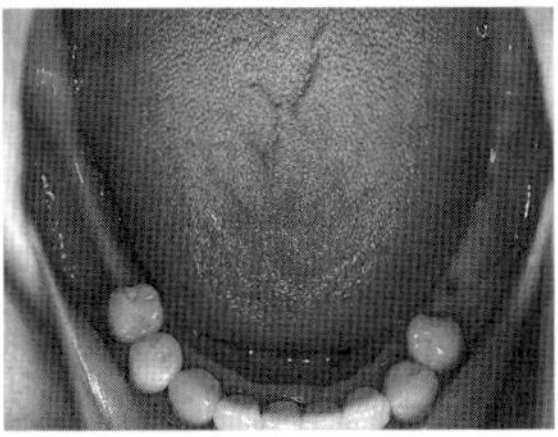

両側遊離端欠損

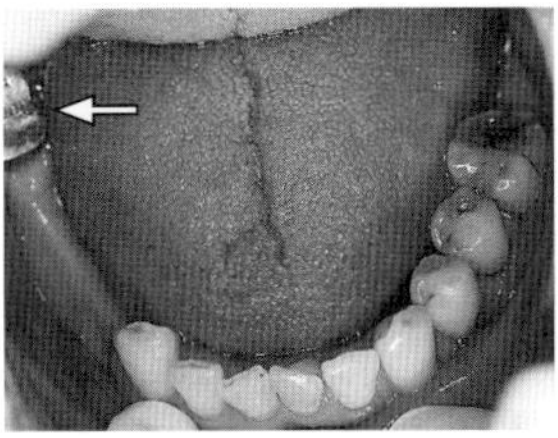

中間歯欠損

欠損の後方に歯が存在する（⇦）と、義歯の安定や残存歯の保護に役立つ。智歯が残っているだけで、具合のよい義歯にすることができる。

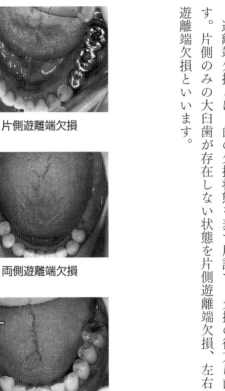

智歯も抜歯しない

むし歯も歯周病もない健康な智歯については「抜歯すべき」という意見と、「抜歯しない方がよい」という意見があります。日本では、智歯は抜いた方がよいと考えている歯科医が多いようですが、智歯を抜歯した方がよいという明確な根拠があるわけではありません。

イギリスの国立医療技術評価機構(NICE)の智歯の手引(＊5)には、「健全な智歯はもちろんのこと、多少問題のある智歯でも抜歯するときは抜くべきはっきりした理由があるときに限るべきだ」と書いてあります。

抜歯した方がよい場合としては、修復不能のむし歯、治療不可能な歯髄および根尖病変、蜂窩織炎、膿瘍および骨髄炎、歯牙破折などを起こしているものなどがあげられています。私もNICEの考え方に全面的に賛成です。智歯も第三大臼歯という立派な歯です。他の歯と同様に大切にしたいものです。

智歯を含めてどのような歯でも患者さんが望まなければ抜歯はしない、というのが歯科治療における私の基本的な考え方です。それが私たちの「歯を抜かない歯科治療」です。

＊5 National Institute for Health and Care Excellence, NICE.Guidance on the Extraction of Wisdom Teeth. https://www.nice.org.uk/Guidance/TA

第5章　抜かない歯科治療が目指すこと

日本の歯科医療を見直す

激減するむし歯

年号が昭和から平成に変わったころ、学校歯科医を6年間ほど務めました。その後、10年くらいして同じ小学校の校医を再度務めたのですが、二度目の校医になって最初の歯科検診でとても驚いたことがあります。小学生の口の様子がすっかり変わって、むし歯が激減していたのです。かつてはむし歯のある児童がクラスに何人かはいたのですが、今回はほとんどいません。もっと驚いたのは幼稚園です。その年は20人弱の園児を診たのですが、むし歯のある子はもちろんのこと治療痕のある子さえ一人もいなかったのです。診療室を訪れる子どものむし歯が少なくなっていることに気づいてはいましたが、ここまでむし歯が激減しているとは思ってもいませんでした。

私が学校検診でむし歯の減少に驚いたのは、今から10年以上も前のことですが、現在ではさらに小児のむし歯は減少しています。むし歯に関する学校保健の歯科疾患調査が始まったのは昭和24年です。この年、むし歯の処置をしていない小学生は40・87％でした。むし歯の未処置率がもっとも高くなるのは昭和42年で、このとき、82・15％の児童が未処置のむし歯をかかえていました。有病率が8割を越える疾患というのは前代未聞といってよいでしょう。処置済みの児童と未処置の児童を合わせた数値がもっとも高いのは昭和51年の94・46％です。むし歯のない子は50人のクラスで二人か三人しかいないという状態です。このころは、むし歯の洪水時代といわれています。この年をピークにむし歯は徐々に減り続け、30年後の平成30年には、未処置が22・23％、処置済みが23・07％という数値となります。むし歯の罹患率が減っているわけです（174頁表1）。

子どもと同様、大人のむし歯も少なくなっています。むし歯の有無を表す指標としてDMF歯数というものがあります。Dというのはdecayed teethの略で未処置むし歯、Mはmissing teethでむし歯が原因の喪失歯、Fはfilled teethで治療済みの歯を表します。

厚生労働省は5年に一度、歯科疾患実態調査というものを行っています。この調査をみると、15～24歳の1999年から2016年のDMF歯数は8・2から3・1、25～34歳で12・9から7・4、55～64歳で18・3から17・1と減少しています。DMF歯数はすべての年齢層で減少しているのですが、若年者の方が低くなっています。これは、高齢者ほどむし歯の洪水時代の名残を背負っているからでしょう。これから先、大人のDMF歯数も減少していくことは間違いありません（175頁表2）。

（表1）学校保健統計調査
むし歯処置完了者と未処置歯のある小学生（6～11歳）

（%）

	むし歯		
	計	処置完了者	未処置歯のある者
昭和 23 年度	…	…	45.16
24 年	42.08	1.21	40.87
25 年	42.25	1.51	40.74
30 年	66.50	3.07	63.43
35 年	84.19	5.00	79.19
40 年	87.88	8.73	79.15
42 年	91.96	9.81	82.15
45 年	93.60	12.10	81.50
50 年	94.43	14.47	79.96
51 年	94.46	15.04	79.42
55 年	93.98	22.24	71.74
60 年	91.36	31.82	59.54
平成 元 年	90.34	35.43	54.91
5 年	88.39	38.28	50.11
10 年	82.07	40.08	41.99
15 年	71.31	34.35	36.96
20 年	63.79	30.89	32.90
25 年	54.14	27.18	26.96
30 年	45.30	23.07	22.23

文部科学省、学校保健統計調査、歯科部門の抜粋

(表2) 1人平均DMF歯数 (DMFT指数) の年次推移
(永久歯：15歳以上)

(本)

年齢階級	1993年	1999年	2005年	2011年	2016年
15～24歳	9.0	8.2	6.1	4.4	3.1
25～34歳	14.1	12.9	11.5	9.9	7.4
35～44歳	15.5	15.4	14.9	12.3	12.1
45～54歳	16.1	16.5	16.2	15.7	14.8
55～64歳	19.6	18.3	17.4	17.9	17.1
65～74歳	23.7	22.5	21.6	20.0	19.2
75～　歳	26.6	25.8	25.1	23.9	22.6

※平成5年(1993年)以前、平成11年(1999年)以前では、それぞれ未処置歯の診断基準が異なる

D：未処置むし歯　　M：むし歯が原因の喪失歯　　F：処置済みの歯

増加する歯科医師

国民皆保険制度が敷かれたのは、1961年です。これを機に歯科を受診する患者さんの数が劇的に増加しました。当時、歯学部のあった大学は全国で7校だけで、歯科医師の数が圧倒的に足りませんでした。歯科医師不足にあわてた行政は、新設の歯科大学や歯学部を次々と認可しました。その結果、現在では29の歯学部が存在し、毎年3千人を越える歯科医が誕生するようになりました。厚生労働省の発表によると、1982年に5万人台だった歯科医師数は2014年には10万人強とほぼ倍近い数に増えています（178頁表3）。その結果、現在では町のあちらこちらに歯科医院が林立し、その過剰が問題になっています。

歯医者の数が増えれば、歯科医院のサービスが向上して、患者さんにとっては喜ばしいことのように思えますが、話はそう簡単ではありません。歯科医院がたくさんあるからといって、一般の人が期待するような安価で具合のよい歯科治療が提供されるわけではないからです。

歯科医師一人当たり一日30人の患者さんが来院していれば、保険診療だけでも経営は安定するといわれています。しかし、現在、多くの歯科医院は十分な患者数を確保できない状態になっています。したがって、健康保険だけで医院経営を行っていくのは難しくなっているわけです。健康保険は出来高払い制度ですから、どんなに質のよい補綴物を入れても、売り上げが増えるわけではありません。そうであれば、一人の患者さんに時間をかけて単価の高いセラミックのクラウンやインプラントなどの自費診療を勧める方向にシフトするのが自然の流れというものです。

保険の銀歯と自費診療の白い歯の違いを説明した後、患者さんが保険診療を選択すると、歯科医の態度がガラリと変わってしまった、という話を聞くことがあります。時間をかけて説明したのに保険診療になってしまったのでは、経営的に割が合いません。その苛立ちが態度に出てしまったわけです。

一方、保険で採算を取ろうとしている歯科医院では、一人の患者さんにかけられる時間はそれほど長くありません。したがって話をしている時間がもったいないので、患者さんは診療台に座るやいなや口をあけさせられます。説明らしい説明もなく、いきなり歯を削り出して勝手に銀歯を入れられてしまったというケースは、こういう診療室で起こるわけです。

(表3) 歯科医師数

	歯科医師数(人)	増減率(%)	人口10万対(人)
昭和57年(1982)	58,362	…	49.2
59 ('84)	63,145	8.2	52.5
61 ('86)	66,797	5.8	54.9
63 ('88)	70,572	5.7	57.5
平成 2 ('90)	74,028	4.9	59.9
4 ('92)	77,416	4.6	62.2
6 ('94)	81,055	4.7	64.8
8 ('96)	85,518	5.5	67.9
10 ('98)	88,061	3.0	69.6
12 (2000)	90,857	3.2	71.6
14 ('02)	92,874	2.2	72.9
16 ('04)	95,197	2.5	74.6
18 ('06)	97,198	2.1	76.1
20 ('08)	99,426	2.3	77.9
22 ('10)	101,576	2.2	79.3
24 ('12)	102,551	1.0	80.4
26 ('14)	103,972	1.4	81.8
28 ('16)	104,533	0.5	82.4

厚生労働省　医師・歯科医師・薬剤師調査

歯科医院の過当競争

歯科医の数が増加してむし歯が減れば、前述のように歯科医院を訪れる患者数は減ってきます。健康保険制度が敷かれた当時は歯科治療を受けるために何時間も順番待ちをすることが当たり前でしたが、現在では予約なしでその日のうちにみてくれる診療室を探すのはそれほど難しいことでありません。夜の7時、8時まで診療している歯科医院や、日曜診療を行っているところもネットで調べればいくらでも見つけることができるでしょう。患者さんからすればこれほど便利なことはありません。しかし、歯科医院の側からすれば、休日や夜遅くまで働かなければならないほど切羽詰まった状況に追い込まれているということになります。従来のような経営手法では立ちいかなくなり、閉院を余儀なくされる歯科医院も出始めています。

「患者集め対策」と銘打ったセミナーや「患者を獲得するホームページ作成」といったメールやファックスが毎日のように歯科医院に届きます。「集患」や「増患」など以前は聞いたこともなかった用語も耳にするようになりました。医院経営をアドバイスする「歯科コンサルタント」なる職業が幅をきかせるようになり、歯科医院を取り巻く環境は激変しています。

歯科コンサルタント

「予防歯科を前面に押し出して、定期検診で患者数を確保しましょう」
「インプラント、矯正で医院のレベルアップをはかりましょう」

これは歯科コンサルタントのホームページに載っているキャッチコピーです。本来は歯科医師が考えるべき医院の診療方針まで、コンサルタントが口出しするようになっているのです。このような指導を行っているのは、歯科医療とは無縁の大学を卒業し、企業に入ってから歯科のことを付け焼刃で勉強した人たちです。歯科治療の目的は患者さんの健康ではなく、利益をあげることだと考えている人たちです。歯科医療とは縁もゆかりもない人間が、その歯科医院の診療方針に関わっているのです。「先生は外科がお得意なようだから、インプラントをウリにしましょう」とか「むし歯も歯周病も少なくなっているから、矯正歯科を前面に打ち出した方がいいですよ」などと指導しているわけです。患者さんの口の状態をよくするためではなく、歯科医院の利益のためのインプラントや矯正です。彼らに見えているのはただただ企業の利益だけなのです。

歯科コンサルタントが活躍する世の中に、社会的歯科医原病の究極の姿が見て取れるのではないかと思います。

歯科医原病社会

　インプラントや矯正のお手軽勉強会に出席しただけで、堂々と「インプラントは○○歯科医院へ」、「矯正治療はお任せください」とホームページに掲載する歯科医院が続々と出現しています。それらの歯科治療とはいえないインプラントや矯正によってとんでもないトラブルが引き起こされているわけです。コンサルタントの作る歯科医院のホームページには、臨床的歯科医原病と社会的歯科医原病の種が無数に散らばっているわけです。

　さらに悪いことに、矯正治療やインプラントが失敗だった、と気づくのは大金を支払ったあとです。不具合を感じてその行為を行った歯科医院に相談に行っても会計が終わった後ではまともに取り合ってくれません。ひどい場合には、クレームは顧問弁護士と相談してください、と弁護士事務所の電話番号を教えてくれただけだったというケースもあります。

　欧米人のように治療前にきちんと契約を交わし、治療結果が満足できなければ訴訟を起こす、というようなシステムに日本人は慣れていません。多少の不都合があっても仕方がないと諦めてしまう患者さんがほとんどです。ここには、歯科医師を無条件に信じて、自分の歯科治療に主体的に関わろうとしなかった日本人特有の文化的歯科医原病の姿があります。そして、それが社会的歯科医原病と臨床的歯科医原病の温床となっているのです。

歯科医原病を蔓延させないために

現代の日本の歯科臨床には、歯科医原病が満ち満ちています。その「歯科医原病」の蔓延を予防し治療するカギは、「抜かない歯科治療」にあると私は考えています。

抜かない歯科治療をしようとすれば、歯科医としての腕を磨かなくてはなりません。それは具合の悪い歯を抜いて、インプラントを入れるという歯科医療技術をうまくやってのける腕とは違います。重度歯周病で失われた骨は回復しないという常識を覆す腕であり、残根は抜歯という常識を捨て去る腕です。しかし、そのような技術的な腕よりもっと大切なものがあります。それは患者さんの思いを理解し、患者さんに主体性を持ってもらう腕です。

患者さんが主体性を持つというのは、患者さん自身が自分が何をしなくてはならないかを理解し、それを実践し、そして一生やり続けることです。そこには文化的歯科医原病を克服した新たな患者像があります。文化的歯科医原病を駆逐できれば、社会的歯科医原病と臨床的歯科医原病の治療と予防は見えてくるはずです。

歯科医原病をこれ以上蔓延させないために「抜かない歯科治療」が、そして本書が少しでもお役に立てば、著者にとってこれ以上の喜びはありません。

ご自身の歯と口と身体です。どうぞ大切になさってください。

小西昭彦　KONISHI Akihiko

歯科医師。1952年東京生まれ。1980年日本歯科大学歯学部卒業後、埼玉県の歯科医院に勤務。1985年東京都新宿区に小西歯科医院開業、院長就任。1982年片山歯研セミナー受講。片山恒夫の提唱する「具合よく長持ちする歯科医療」を基本理念に日々患者と向き合っている。著書に『オーラルフィジオセラピー』、『歯周病 わかる・ふせぐ・なおす』、『歯周病は怖くない』、『歯科についてのセカンドオピニオン』（いずれも医歯薬出版）がある。

歯科治療の新常識

あなたにとって最良の歯科治療を受けるために

2020年8月1日　初版第1刷発行
2023年4月1日　初版第2刷発行

著者　　**小西昭彦**
発行人　**阿部秀一**
発行所　**阿部出版株式会社**
〒153-0051
東京都目黒区上目黒4-30-12
TEL：03-5720-7009（営業）
03-3715-2036（編集）
FAX：03-3719-2331
http://www.abepublishing.co.jp
印刷・製本　**アベイズム株式会社**

ISBN978-4-87242-669-4　C0047